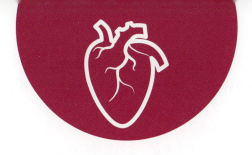

臨床実戦
心臓血管外科の裏ワザ77

患者の生死を分ける
現場のテクニック

著 德永滋彦　西 宏之　阿部恒平

南江堂

序文

われわれ心臓血管外科の業界は結果がなんぼの厳しい世界である．結果を出すためには予期せぬトラブルも乗り越えていかなければならない．心臓血管外科を生業にするということはそういうことである．患者さん達はわれわれを信じてその命を託してくれている訳であるが，その信頼に応えるためにはどんな窮地でも対処できるよう一つでも多くの引き出しを持つことが必要である．当然，若い医師が心臓血管外科医を目指し心臓手術が行えるようになるためには，手術手技の習得はもちろん豊富な知識や経験が必要となってくる．特に問題なく手術が順調に進んでいくような症例ではあまり経験のない外科医でもこなせるが，問題は術中に通常とは違うことが起こり，それを解決しなければ前に進めないような状況に陥ったときである．時には幾つもの問題が生じ，その度に判断を迫られることもある．そのような状況ではちょっとしたコツを知っているかどうかが患者の生死を分けることになる．そのコツ（裏ワザ）はテキストブックには載っていないことも多く，現場で見たり聞いたりして先輩から後輩へ引き継がれていくものである．

今回，本書執筆の依頼があったとき，私個人が先輩から教えていただいたり自分で考えついたりした，日々手術中に若い先生方に伝えていることを書こうと考えた．それに加え是非とも他施設の先生達の知見を知りたいという気持ちから，東京と大阪で活躍している阿部 先生と西 先生に声をかけ3人でこの本を作り上げることになった．近年，小切開手術，ロボット手術，カテーテル治療など心臓血管外科領域でもその技術の進歩はめざましいものがあるが，本書では若手心臓血管外科医がまず習得すべき胸骨正中切開による開心術に絞った裏ワザについて述べている．

本文中内容の重複があるところもあるが，強調したい部分であるということでご了承いただきたい．無論この本に書いてあることがトラブル対処法のすべてではないし，執筆者3人の間でも「私はそうはしませんね」とか「それほんと？」，なんて意見も出たりしたのも事実である．それぞれの施設でそれぞれのやり方があるとは思うが，一人でも多くの先生方に（これから心臓外科を目指す若い先生や現在バリバリの現役術者の先生方にも）この本を手にとっていただき，この本をきっかけに飲み会での裏ワザ談義が盛り上がったりすることで自分の引き出しを増やして，患者さんが危なくなったときにこれらの裏ワザが窮地脱出の一助となり，一人でも多くの患者さんの命を救うことに繋がればこんなに嬉しいことは

ない．そしてこれら裏ワザを自分なりにmodifyし，次世代に伝えていただきたい．稚拙な表現で分かりにくい点も多々あるかと思われるが，読者の皆さんの忌憚のないご批判をいただければ幸いである．また本書では術中の裏ワザだけではなく，術前，術後に是非押えておいていただきたい内容や知ってお得な雑談的コラムも数多く含まれているので，循環器内科，麻酔科，MEや看護部の皆さんにも読んでいただければ，ハートチームの総合力アップに寄与すること間違いなしと信じる．

　末筆ながら本書作成にあたり，多忙な中，素晴らしい原稿を書いていただいた大阪警察病院心臓血管外科の西宏之先生，聖路加国際病院心臓血管外科の阿部恒平先生に心より感謝を申し上げたい．また本書作成にあたりご尽力いただいた南江堂の杉山孝男氏，高橋龍之介氏に深く御礼申し上げたい．

　平成31年2月

JCHO九州病院心臓血管外科　徳永滋彦

この本を他界した母，そして今も昔も目標としている父に捧ぐ

目 次

I. 解剖学的な特徴
- 01 冠動脈同定のためには冠静脈の走行に注目しよう！　　阿部恒平ほか　1
- 02 よくある解剖バリエーションにはどんなものがあるだろうか？　　阿部恒平ほか　4

II. 心臓血管外科の基本手技
- 03 針を出しやすい運針とは？　　阿部恒平ほか　7
- 04 どんなにきれいに縫っても結紮がダメだと台無し　　徳永滋彦ほか　10
- 05 タバコ縫合（巾着縫合）は結紮後のことも考えて　　徳永滋彦ほか　14
- 06 血管の単結紮と連続縫合の違いを知っているか？　　阿部恒平ほか　17

III. 術前準備
- 07 手術前から術後の運命が決まっている!? 術前投薬調整の考え方　　西　宏之ほか　19
- 08 患者が手術に耐えられるか？ いかにスクリーニングするか？　　阿部恒平ほか　24
- 09 いざ再開胸，何をチェックする？　　阿部恒平ほか　27
- 10 合併症を防ぐには手術室での術前準備が重要！　　阿部恒平ほか　30

IV. 手術総論① 〜皮切からポンプオンまで〜
- 11 どんな術野の消毒法がもっとも有効か？　　阿部恒平ほか　33
- 12 胸骨正中切開は真ん中だから正中切開　　徳永滋彦ほか　36
- 13 これが終われば一安心：送血カニューラ挿入　　徳永滋彦ほか　39
- 14 心筋保護のさまざまなテクニック　　阿部恒平ほか　42
- 15 無駄な剥離は時間浪費と怪我のもと？ 大動脈テーピングの必要性　　西　宏之ほか　44
- 16 正中切開のデメリットを最小限にする開閉胸法　　阿部恒平ほか　47
- 17 脱血カニューラの至適位置は？　　阿部恒平ほか　50
- 18 ポンプ開始前には一呼吸して確認を（クランプ前も）　　徳永滋彦ほか　53

V. 手術総論② 〜ポンプオフから閉創まで〜
- 19 さあ，ポンプオフ！ 本当に大丈夫？　　西　宏之ほか　56
- 20 空気抜きは今も昔もとっても大事　　徳永滋彦ほか　60
- 21 漫然とカニューラを抜いていませんか？　　西　宏之ほか　63
- 22 カニューラ抜去部の出血はどう止める？　　阿部恒平ほか　68
- 23 ドレーンは何本必要？ 入れる場所，位置は？　　阿部恒平ほか　71
- 24 心膜を閉じるべきか？　　阿部恒平ほか　74
- 25 一時的ペーシングワイヤー：術後の命綱を確実に！　　西　宏之ほか　78
- 26 閉胸前のチェックポイント　　阿部恒平ほか　82
- 27 手術の仕上げ 閉胸　　徳永滋彦ほか　85

VI. 止血法について

- 28 見逃しやすい出血，よくある出血　　　　　　　　　　阿部恒平ほか　89
- 29 止血のための運針：ここぞというときの決め技！　　　西　宏之ほか　92
- 30 止血薬のこだわり使用法　　　　　　　　　　　　　　阿部恒平ほか　96

VII. 手術各論① ～冠動脈バイパス術～

- 31 冠動脈バイパスグラフト最適化テクニック　　　　　　阿部恒平ほか　99
- 32 バイパス枝を確実に固定するコツ　　　　　　　　　　阿部恒平ほか　102
- 33 心停止下CABGの無血視野出し法：
  常に目の前に吻合口が！　　　　　　　　　　　　　西　宏之ほか　105
- 34 心停止下CABGグラフトの長さ合わせ：
  心停止を解除したらグラフトが折れ曲がってしまった！？　西　宏之ほか　108
- 35 OPCABでは心臓の拍動を感じ，
  周囲との協調により安定した吻合を！　　　　　　　西　宏之ほか　111
- 36 CABGグラフト把持の工夫など：冠動脈吻合は工夫の宝庫　西　宏之ほか　116
- 37 冠動脈切開法：これが無事に終われば半分終わったも同然　阿部恒平ほか　119

VIII. 手術各論② ～弁膜症手術～

- 38 若手外科医の登竜門 大動脈弁置換術は落とし穴だらけ！？　西　宏之ほか　122
- 39 大動脈弁置換術：さあ，弁輪の糸かけだ！でもどうすれば早くできるのか？　西　宏之ほか　126
- 40 狭い大動脈弁輪，あなたならどうする？　　　　　　　西　宏之ほか　130
- 41 人工弁やリングの結紮糸が緩んだ！切れた！さあどうする！？　徳永滋彦ほか　133
- 42 僧帽弁がよく見えるための左房切開法と展開法，閉鎖法　徳永滋彦ほか　137
- 43 僧帽弁輪糸かけのコツなど：エキスパートへの道！
  ～深い所の平面への糸かけ～　　　　　　　　　　　西　宏之ほか　142
- 44 僧帽弁置換術における弁下組織温存法と人工弁挿入法　徳永滋彦ほか　145
- 45 僧帽弁病変は百人百様，形成術式もまた然り．
  SAMを意識した手術を　　　　　　　　　　　　　徳永滋彦ほか　148
- 46 忘れられた弁，三尖弁　　　　　　　　　　　　　　　徳永滋彦ほか　152
- 47 大動脈の開け方，閉じ方　　　　　　　　　　　　　　徳永滋彦ほか　155
- 48 右房切開と閉鎖の仕方　　　　　　　　　　　　　　　徳永滋彦ほか　158

IX. 手術各論③ ～大動脈手術～

- 49 脳保護について：あなたは安心型？ それとも追い込み型？　西　宏之ほか　161
- 50 弓部置換術：頭と下半身，どっちが重要！？　　　　　西　宏之ほか　164
- 51 大動脈手術における確実な人工血管吻合のために　　　徳永滋彦ほか　166
- 52 連続縫合部の出血は糸の緩みから　　　　　　　　　　阿部恒平ほか　170
- 53 急性大動脈解離：
  さあ，はじめての緊急手術だ！あれ，大丈夫？　　　西　宏之ほか　173

54	Bentall手術：止血のための工夫	德永滋彦ほか	178

Ⅹ．手術各論④ 〜その他〜

55	吻合部視野出しのコツ	德永滋彦ほか	180
56	左心耳閉鎖は何が確実か？	阿部恒平ほか	183
57	肺静脈隔離術，テープの通し方	德永滋彦ほか	186

Ⅺ．術後管理

58	手術室を出てからも手術は続いているのだ！	西　宏之ほか	189
59	抜管を早めるコツ	阿部恒平ほか	194
60	術後補助循環が必要になってしまった！ 合併症で刈り取られないためには？	阿部恒平ほか	197
61	急激な血行動態の悪化は心タンポナーデと緊張性気胸	阿部恒平ほか	200
62	ペーシングワイヤーの術後裏ワザテクニック	阿部恒平ほか	202
63	この5つを知らないと術後循環管理できません	德永滋彦ほか	205

Ⅻ．困ったときの対処法

64	再胸骨正中切開， これが安全にできれば再手術は気持ち的には7割終了	德永滋彦ほか	209
65	脱血不良をいかに切り抜けるか？	阿部恒平ほか	214
66	OPCAB中にVf発生！さあ，どうする？	西　宏之ほか	217
67	CABG終了後フローメーターが低値，あなたならどうする？	西　宏之ほか	220
68	大動脈遮断を解除しても 心臓が動かない（Vfのまま），どうしよう？	西　宏之ほか	223
69	僧帽弁形成術では（大動脈弁置換術でも）， いつも曲者サム（SAM）に気をつけろ！	德永滋彦ほか	226
70	やっと送血管抜去 でも糸が…，おーっ，大出血‼	西　宏之ほか	229
71	さあ，手術も終盤！あれ？血圧がない！	西　宏之ほか	233
72	ああ，血が止まらない〜	西　宏之ほか	236
73	手術は終わった！ でも心臓がパンパン！さあ，どうしよう？	西　宏之ほか	240
74	冠静脈洞について	德永滋彦ほか	244
75	急変時にOPCABからスムーズにオンポンプへ コンバージョンするには？	阿部恒平ほか	247

ⅩⅢ．その他

76	指導的助手：助手側からの手術のコントロールってなに？	西　宏之ほか	250
77	マーキングペンの用途	德永滋彦ほか	253

コラム

ゴムチョクの英語名	德永滋彦	13
医学用語の誤用① 〜冠動脈 4AV 〜	德永滋彦	23
医学用語の誤用② 〜頭蓋骨〜	德永滋彦	32
我包帯し，神これを癒し給う	德永滋彦	48
Mortality 1% の世界	西 宏之	52
原則的に動脈は静脈より内側にあるはずなのに，なぜ大腿動脈だけ外側にあるのか？	德永滋彦	67
略語は元となった英語から覚えること	德永滋彦	77
手洗い場の鏡	德永滋彦	81
ミトラ（マイトラル）	德永滋彦	95
do. 処方	德永滋彦	110
不可能が可能になる方法	德永滋彦	136
なめたらあかん ASD	德永滋彦	151
英語って必要？（その1）	西 宏之	154
ST junction の石灰化に困ったら	阿部恒平	157
英語って必要？（その2）	德永滋彦	160
地雷	德永滋彦	163
失敗したと思われる人工血管修復術	阿部恒平	169
左手	德永滋彦	177
留学について	西 宏之	196
Superman	德永滋彦	204
魔法の一言	德永滋彦	208
術前ムンテラで必ず話すこと	德永滋彦	213
アイスクリーム	德永滋彦	216
論文って必要？	西 宏之	222
人生どうなるかわからん	德永滋彦	239

索引 　　258

略語表

4PD	posterior descending artery	後下行枝
4PL	postero-lateral branch	後側壁枝
ACT	activated coagulation time	活性化凝固時間
Af	atrial fibrillation	心房細動
APTT	activated partial thromboplastin time	活性化部分トロンボプラスチン時間
AS	aortic stenosis	大動脈弁狭窄症
ASD	atrial septal defect	心房中隔欠損
ASV	adaptive servo-ventilation	順応性自己調節性人工換気療法
AVR	aortic valve replacement	大動脈弁置換術
CABG	coronary artery bypass grafting	冠動脈バイパス術
CAG	coronary arteriography	冠動脈造影
CNS	coagulase-negative staphylococci	コアグラーゼ陰性ブドウ球菌
CPR	cardio-pulmonary resuscitation	心肺蘇生法
CS	coronary sinus	冠静脈洞
CTR	cardio-thoracic ratio	心胸郭比
CV	central venous	中心静脈
CVP	central venous pressure	中心静脈圧
DC	direct current	電気的除細動
DOAC	direct oral anticoagulants	直接経口凝固薬
DX	diagonal artery	対角枝
ECMO	extracorporeal membrane oxygenation	体外式膜型人工肺
EVAR	endovascular abdominal aortic aneurysm repair	腹部大動脈ステントグラフト内挿術
FA	femoral artery	大腿動脈
FFP	fresh frozen plasma	新鮮凍結血漿
FV	femoral vein	大腿静脈
HOCM	hypertrophic obstructive cardiomyopathy	閉塞性肥大型心筋症
IABP	intraaortic balloon pumping	大動脈内バルーンパンピング
IHD	ischemic heart disease	虚血性心疾患
ITA	internal thoracic artery	内胸動脈
IVC	inferior vena cava	下大静脈
LAD	left anterior descending artery	左前下行枝
LCA	left coronary artery	左冠動脈
LCC	left coronary cusp	左冠尖
LCX	left circumflex artery	左回旋枝

LITA	left internal thoracic artery	左内胸動脈
LMT	left main trunk	左主幹部
LVAD	left ventricular assist device	左室補助人工心臓
MICS	minimally invasive cardiac surgery	低侵襲心臓手術
MR	mitral regurgitation	僧帽弁閉鎖不全症
MRSA	methicillin-resistant staphylococcus aureus	メチシリン耐性黄色ブドウ球菌
MVR	mitral valve replacement	僧帽弁置換術
NCC	noncoronary cusp	無冠尖
NOMI	non-occlusive mesenteric ischemia	非閉塞性腸管虚血
NPPV	noninvasive positive pressure ventilation	非侵襲的陽圧換気
OPCAB	off-pump coronary artery bypass	心拍動下冠動脈バイパス術
PA	pulmonary artery	肺動脈
PCI	percutaneous coronary intervention	経皮的冠動脈形成術
PCPS	percutaneous cardiopulmonary support	経皮的心肺補助
PCWP	pulmonary capillary wedge pressure	肺動脈楔入圧
PEEP	positive end-expiratory pressure	呼気終末陽圧
PPM	patient-prosthesis mismatch	患者-人工弁ミスマッチ
PT-INR	prothrombin time-international normalized ratio	プロトロンビン時間
PVC	premature ventricular contraction	心室性期外収縮
RCA	right coronary artery	右冠動脈
RCC	right coronary cusp	右冠尖
RCC	red cell concentrate	濃厚赤血球液
RITA	right internal thoracic artery	右内胸動脈
SAM	systolic anterior motion	収縮期僧帽弁前方運動
SMA	superior mesenteric artery	上腸間膜動脈
SSS	sick sinus syndome	洞不全症候群
SVC	superior vena cava	上大静脈
TAVI	transcatheter aortic valve implantation	経カテーテル的大動脈弁留置術
TR	tricuspid regurgitation	三尖弁閉鎖不全症
VAP	ventilator-associated pneumonia	人工呼吸器関連肺炎
VAVD	vacuum assisted venous drainage	陰圧補助吸引脱血
Vf	ventricular fibrillation	心室細動
VRE	vancomycin-resistant enterococci	バンコマイシン耐性腸球菌
VT	ventricular tachycardia	心室頻拍

Ⅰ．解剖学的な特徴

冠動脈同定のためには
冠静脈の走行に
注目しよう！

- 冠静脈は冠動脈の同定に有効である．
- 逆行性心筋保護カニューラ挿入可否判断にも有効である．

　心臓手術を行う際に冠動脈は必ず確認する検査である．ましてや冠動脈バイパス手術を行うとなると，舐めるように動脈の走行を確認するだろう．確かに枝分かれの形態を頭に入れておくことは大変重要である．しかし，いざ手術で見てみると，目的の血管が見つからなくて頭が真っ白になる，ということはないだろうか．こんなときに役立つのが冠静脈の情報である．なぜであろうか．それは，冠静脈が必ず心表面を走行しているからである．この活用法を教えよう．

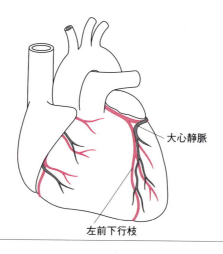

図

冠動脈の同定に有効

　まず冠静脈の情報源であるが，やはり冠動脈造影検査（CAG）である．内科の先生は静脈の情報が要らないため，冠動脈が写れば透視を終了してしまう（被曝の観点からも当然である）．しかし，手術を前提とする場合には，内科の先生になるべく長めに透視を行ってもらうようお願いしよう．よく見てみると動脈相に遅れて静脈が見えてくる．後側壁ではこの静脈の情報が非常に有効である．また，心臓の前方を走行する大心静脈は左前下行枝の左室側を走行する．もちろん，心表面エコーなどを行えば確実に同定できるが，このルールがわかっていれば間違って対角枝に吻合することなどは避けられる．

　最近では冠動脈 CT 検査を術前に行うことも多くなった．これでは冠動脈の壁内走行の程度や心表面の脂肪沈着程度などが明らかである．もちろん静脈も見えることが多いため，この位置関係を確認しておくことは重要な情報となる．

逆行性心筋保護カニューラ挿入難易度判断に有効

　逆行性心筋保護カニューラを挿入するにあたり，冠静脈洞（CS）が極端に小口径の際には，なかなか入らずに時間だけかかり，結局断念することもある．術前CAGの静脈相に写ってくるCSのサイズを確認することで前もって情報を得ることができる．

　※その他，バイパス枝の確実な同定法については項目32参照．

Ⅰ. 解剖学的な特徴

よくある解剖バリエーションにはどんなものがあるだろうか？

・よくある解剖バリエーションとその対処法を頭に入れておこう！

　いつもどおり胸を開いて人工心肺をセットアップしていると，はっと気づくことはないだろうか？　また手術を進めていると，何かが違うということはないだろうか？　当然，術前CTやエコー検査をその目で見ておくと多くのものが発見できるが，その目で見ないとわからないことも多い．よくあるバリエーションとその対処法を述べる．

PFO（Patent Foramen Ovale）

　存在する頻度は15〜20％程度と高率である．通常は左→右シャントのため，存在しても問題ないことが多いが，肺疾患や高度TRなどで右房圧が上昇している場合など，右→左シャントを呈することもある．熟練した麻酔科医であれば，まず100％検出してくれる．PFOがある場合に心配なのが，エアによる脳血管塞栓である．カニューラを挿入したらチューブをクランプ

して，なるべくエアが混入しないように対処する．あるいはすぐに接続して軽く脱血してもらうことにより対処できる．LVAD 装着時に PFO を見逃し放置したままにしておくと，右→左シャントによる低酸素血症をきたすので注意が必要である．

PDA（Patent Ductus Arteriosus）

まず心雑音で術前に指摘されていることがほとんどである．診断がついていない場合，人工心肺開始後に低血圧で慌てることになる．また，これが存在すると，心室細動となった時点で急速に肺うっ血となる可能性がある．成人期まで放置されているものはほとんど小さなものであるから，低体温人工心肺下に主肺動脈を縦切開して，送血量を落としている間にプレジェット付きマットレスで結紮することにより対処できる．

PLSVC（Persistent Left Superior Vena Cava）

無名静脈が発見できないということで見つかることもある．また，エコーで冠静脈洞が拡張していると報告を受けることもある．これがある場合は右心系の操作を行わなければ問題ないが，三尖弁形成術を行う必要がある場合などは，吸引子管を冠静脈洞に挿入することにより対処できる．どうしても冠静脈洞からの戻りが多い場合は，主肺動脈の左側で PLSVC を露出し，右心操作が短時間の場合は一時的に結紮することで対処可能である．きちんと脱血する必要がある際は，主肺動脈を右に避けて，PLSVC に直接脱血カニューラを挿入して手術を行う．

Bovine arch

この場合，認識していないと，脳分離カニューラを挿入する際に左もしくは右だけに送血してしまう可能性がある．またこの部位が瘤化していることも多く，置換する場合にやや深い位置で吻合する覚悟が必要な場合がある．

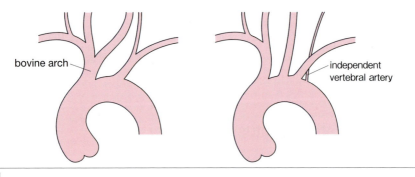

図

Independent left vertebral artery

　左椎骨動脈が大動脈弓より直接分枝するのは5%の頻度で認められるともいわれており，必ずしもまれな解剖でもないため，常に意識して術前CTを確認する必要がある．椎骨動脈は右が主体であることが多いため，術前に右椎骨動脈優位であることがわかっていれば結紮することも視野に入れることができる．しかし，まれに左椎骨動脈優位であることもあり，この場合は分離送血，再建も視野に入れる必要がある．緊急症例であれば，とにかく再建しておいたほうが無難である．この際，直接再建や送血管の挿入はむずかしいため，Piehler法のように人工血管を縫着して，この人工血管越しに送血するほうが安全である．

Ⅱ. 心臓血管外科の基本手技

03

針を出しやすい運針とは？

- 基本は順手である．
- 入れやすい持ち方は出しにくく，入れにくい持ち方は出しやすい．

　心臓外科以外の科を回ると，順手に持つことが基本で，どのように組織を傾け，どのように体を使うと順手で運針できるかを教わる．しかし，心臓血管外科ではあらゆる局面での制約された環境下での運針を強いられることになる．この1針で出血がコントロールできたという経験は，熟練した心臓外科医であれば少なからず経験しているだろう．ではどのような運針が心臓外科にとって基本なのか（項目43も参照）．

順手と逆手（図）

　何といってもこれが基本である．順手は手の構造上，もっともスムーズに運針できる方法である．順手と逆手の両方で運針が可能な場合は，できるだけ順手を使うことが大切である．では，逆手はどのようなときに使用するの

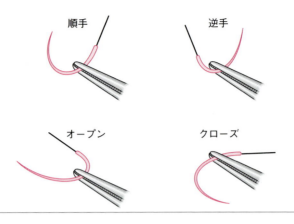

図

か，術者に対して垂直に立ちはだかる面を，右から左に肘を挙げつつ，尾側から頭側に運針する場合，平面で術者から遠ざかる場合などである．

オープンとクローズ（図）

　心臓外科で使用する特殊な持ち方として，オープンとクローズがある．針を持針器に対して垂直に把持する方向から針先端が外側（持針器先端側）に向くのがオープンで，逆に手元側に向かうのがクローズである．オープンは自分から遠ざかる方向にかける場合で，刺出しやすい場合に用いられる．大動脈のタバコ縫合で尾側から助手側にかける際に用いられる．

　クローズの特徴は刺出しやすい点である．手首を回転させる動作と手前に引く動作で針の先端が出るため，深い視野で止血を試みる際など，大変有効な運針法である．大動脈のタバコ縫合では頭側から術者側へは順手のクローズ，術者側から尾側では逆手のクローズが用いられる．

1/2 針と 3/8 針

　いわゆる強彎と弱彎である．強彎が狭い範囲で回旋させることにより運針するのに対して，弱彎では針を押すことにより運針するのが違いである．組

織への穿通性は弱彎のほうが高く，正確である．一方で，刺入点の近くで刺出し，かつ組織をしっかり取るには強彎が優れている．このような理由で，強彎は弁輪への糸かけに用いられ，それ以外の吻合，縫合には弱彎が用いられることが多い．

針のどのあたりを把持するのがよいか？

　針をどのくらい回して，どのあたりに出すかにより把持する場所が変わってくる．標準的な把持部位は針の根元から1/3の部位である．止血操作で幅広い範囲や厚い組織にかける場合，針の根元付近を持つことがあるが，一番の付け根は糸を嚙ましている部位であり，ここを把持すると糸が外れることがあるため，避けたほうがよい．

　硬い組織に刺入する場合は針の真ん中，つまり針先に近づいて把持したほうが針を曲げることなく，針先への力がかかりやすい．

　どのように運針するか，よく考えて縫合することは大事なことである．しかし，最終的には車の運転のように，見ただけで把持の方法が決定できるようになるまで，繰り返し練習していくことが大切である．

　MICSなど非常に狭い空間で針を操作しなければならないときは，一度の操作で針を貫通させることが困難なことがよくある．このようなときは幾度か持針器を外して嚙み直すという分節的（segmental）な動きが必要であり，これを習得する必要がある．

Ⅱ．心臓血管外科の基本手技

04

どんなにきれいに縫っても結紮がダメだと台無し

- One-hand tie 法において軸糸は真っすぐ天井を向き，指先端で押すのはノットで，マットレスでのノットの位置は軸糸が組織から出てきたほうに寄せる．

　心臓血管外科では結紮の締め具合を調整できる One-hand tie 法を多用する[1]．One-hand tie 法は1本の軸糸に他方の巻き糸を巻き付けていく（sliding knot）結紮法である．これは1つ目のノットを軽く締めた後，2つ目，3つ目のノットにおいて，もっとも適した過不足のない強度での締め具合を達成できるという利点がある．これをうまく達成するには3つのことに注意点しなければならない．

注意点 1

　巻き糸が絡み付いてくる軸糸は，ノットを降ろすときにはいつもある程度緊張した状態で伸びていなければならない．

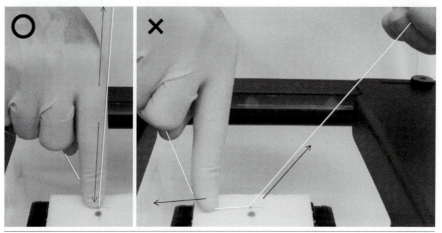

図1
○：軸糸は上，ノットは下へ（同軸上）ノットに指先を添えて押し込む．
×：2つの力が同軸上にない．ノットを押していない．
［德永滋彦：胸部外科 **68**：72-73, 2015 より転載］

注意点2

　結紮を締めるときに指先で糸を押すところは，巻き糸ではなく軸糸に巻き付けられたノット部分そのものである（ノットに指先を添えて押し込む）．上記の2つの注意点をなすために自然とそうなるのだが，軸糸を引く力の方向とノットを押す力の方向が同軸上になるようにすることを意識する（軸糸は上に，ノットを押す力は下に，図1）．ノットがきちんと降りる前に別方向の力がかかると，ロックがかかり，その後ノットを降ろせずに結紮が緩んでしまう．One-hand tie法で結紮をする際，うまくできるときもあれば，早々にロックがかかりそれ以上締められずに緩んでしまうときもあることを経験する．よくよく考えると深い部位の結紮はうまくいき，浅い場所の結紮で失敗していることが多い．これは深い場所の結紮では自然と軸糸が天井を向いて緊張が保たれている一方，浅い場所の結紮では軸糸がいろいろな方向（横方向など）に向いてしまい，無意識のうちに原則とは違うやり方を行っていることからくる．このため軸糸を引く方向はいつも自分の顔，または天井の方向に向けるように意識する（天井の法則）．

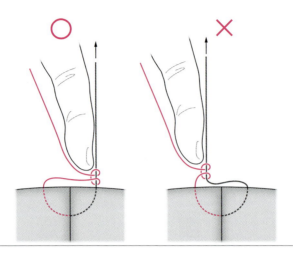

図2
○：軸糸が組織から出たほうにノットを寄せる（軸糸がまっすぐ伸びている）．
×：軸糸がまっすぐ伸びていない．
［徳永滋彦：胸部外科 **68**：72-73，2015 をもとに作成］

注意点 3

　弁置換や弁輪リングなどで多用するマットレス吻合の際に特に気をつけなければならないことであるが，軸糸は組織から出てきてそのまま真っすぐに上に向くようにする，つまり組織から出た糸の左右どちらかの糸を軸糸としてそちらにノットを寄せる（ノットは真下から糸が出てくるほうにつくるということ，図2）．男結びをしても，One-hand tie 法では軸糸に絡んだ巻き糸は何回ノットをつくったところで動脈拍動とともに緩む可能性があるので，4回ノットをつくった後は糸を持ち替えて軸糸と巻き糸を替えるようにする．

　軸糸を引っ張ったり巻き糸を絡めたりする動作のたびにノットの部分が上下左右に大きく動く，つまり組織を大きく引っ張るような結紮は落第である．研修医が術後ドレーンを抜去する際に皮膚縫合糸で皮膚をグイグイ引っ張りながら結紮するようなことを心臓組織や脆弱な血管壁でやってしまうと，あっという間に吻合部を裂いてしまう．巻き糸を絡めるとき（糸裁き），ノッ

トを降ろすとき，結紮の一連の動作においてノットは静止していなければならない．特に巻き糸を降ろす際には軸糸への上方向の力と，ノットを押す下方向の力が均衡を保つように意識すれば，肉眼的にもノットが動くことはなく，組織が裂けることもない（皮膚結紮でしっかりと練習しておこう）．また，巻き糸となる糸が長すぎると1回1回の結紮で糸が引っかかりスムーズな結紮が妨げられるため，巻き糸の長さは過不足がないようにあらかじめ糸を切って調整しておく．

1) 德永滋彦：結紮法；One-hand tie 法のコツ，胸部外科 68：72-73, 2015

ゴムチョクの英語名

　小さめの鉗子の先にゴムを付けた，いわゆる"ゴムチョク"．これの正しい英語名を，皆さんご存じであろうか？　よく"ラバショ"とか"ラバシャ"とか耳にするが，それって何？と聞いても，正しい答えはなかなか返ってこない．答えは"Rubber shod (shoed)"．カタカナで書くと"ラバーショッド"．"Rubber"はゴム，さて"shod (shoed)"は？"shoe"という単語は「靴」であるが，「靴を履かせる」という他動詞でもある．その過去形，過去分詞が"shod (shoed)"である．留学中に道具から何からわからないものだらけだったので，術中にいろいろ聞きまくって覚えたうちの1つである．まさに「聞くは一時の恥，知らぬは一生の恥」である．もっともそのときは知らないことばかりだったので，恥とも何とも思わなかったが…．

タバコ縫合（巾着縫合）は結紮後のことも考えて

- タバコ縫合はカニューラ抜去後に血管狭窄をつくらぬよう，血管長軸に沿って長い楕円形をイメージする．
- 針刺出部と次の針刺入部の距離をとって肉眼で確認しやすくする．

　開心術におけるタバコ縫合は大動脈，大静脈（上大静脈，下大静脈），右房，右上肺静脈に挿入するカニューラ挿入部位の出血防止，カニューラ固定のために多用する．すべての部位のタバコ縫合に共通する基本は，結紮後のことを考えて運針するということである．成人では血管径が大きいため問題になることはないが，細い血管に径の大きなタバコ縫合を置くとカニューラ抜去後の結紮による血管狭窄をきたすことになる．つまり，基本はタバコ縫合の形状は結紮時に狭窄をきたさぬよう，血管長軸に沿って長い楕円形をイメージする．また，針刺出部と次の針刺入部が近いと糸が見えづらく，肉眼で確認しづらく，メス刺入部位の間違いの原因となりタバコ縫合糸切断を誘発する．そして，それぞれのタバコ縫合の場所決めが大切である．

上行大動脈

　送血カニューラは，まず上行大動脈の性状確認のため，右手第 1 指と 2 指で穏やかに挟み込むように上行大動脈の石灰化の有無を確かめ，Epiaortic echo にて上行大動脈から弓部にかけての内膜側病変の有無を確認する．また，タバコ縫合を置く部位を必ず指で触わり石灰化プラークなどがないことを確認する．大動脈カニュレーションのための Purse-string suture（タバコ縫合）は心膜翻転部を越えて剥離した弓部に近い部位に置くが，上行大動脈石灰化や粥状病変がある場合にはその部位を避け，大動脈クランプ，順行性心筋保護注入カニューラ刺入部位を考慮し，症例に応じたタバコ縫合部位決定を行う．3-0 Polyester 糸で送血カニューラのサイズに応じた内外二重のタバコ縫合を置くが，この際に全層をとらぬよう，また薄すぎぬように大動脈壁にバイトをかけることが肝要である．将来的に可能性のある再手術を考え，プレジェットは極力使用しない．内外二重のタバコ縫合糸の出る位置は対面となるようにする．タバコ縫合の形状は結紮時に狭窄をきたさぬよう大動脈長軸に沿って長い楕円形をイメージする（成人でも若い女性や ASD 患者の上行大動脈はしばしば細い）．上行大動脈へのタバコ縫合完了とともにヘパリン投与を行う．

大静脈，右房

　上大静脈（SVC）カニュレーション用の糸は 4-0 Polypropylene，部位は洞結節に近くなるとカニューラ抜去後に同部へのテンションがかかり不整脈の原因となるため，心膜を SVC に沿い頭側へ少しカットし洞結節からやや離れた部位に，SVC 長軸方向に縦長の菱形タバコ縫合を置く．下大静脈（IVC）脱血用タバコ縫合部位は右房切開ラインを想定し，房室間溝との間に距離を置くよう，IVC 近傍の右房やや外側に置く．この右房尾側外側の視野を出すためには，血圧に注意しながら助手の両手で持ったツッペルで右房を助手側に軽く牽引する．逆行性心筋保護用のカニューラ用タバコ縫合は「心眼」で冠静脈洞入孔部を透視するつもりで，また右房切開後の右房閉鎖の縫い代などを考慮して位置を決める．自然と右室に近い位置となるが，あ

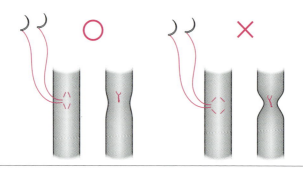

図

まりに房室間溝に近いと抜去後に裂けた際の修復が困難となる（右冠動脈あり）．右心系のタバコ縫合の運針ではSwan-Ganz（S-G）カテーテルを引っかけないように必ず意識しておくこと．また，閉胸前に必ず麻酔科にS-Gカテーテルが引けることを確認してもらう．

右上肺静脈

　左室ベントラインを入れるためのものであるが，右房と左房の間（心房間溝，waterstone's groove）を軽く剝離しておくとスペースが広がる．また，左房に近いところにタバコ縫合を置けるので結紮後の狭窄も少なくなる．

　カニューラ用タバコ縫合には必ずターニケットを使用するが，助手が糸を引っかけてターニケット内を抜き，糸を切って鉗子（チョク）で挟む一連の動作を流れるように行うために，左手第1指，第2指でターニケット，左手第4指，第5指でチョクを把持，右手第1指，第2指でハサミを持ち，右手第3指，第4指でスタイレットを引き抜くようにすれば，器具を探したり拾ったりすることなく，スムーズな動きができる．また，すべてのタバコ縫合は糸結紮後に必ずもう1針，補強の糸をかけておくこと．そのことをルーティンにしていない時代，結紮したタバコ縫合の糸が緩んで大出血をきたしたという事故を，これまで筆者が所属したすべての施設で経験している．

Ⅱ. 心臓血管外科の基本手技

血管の単結紮と連続縫合の違いを知っているか？

- 血管吻合の基本は内膜を合わせることから．
- 小口径は単結紮，大口径は連続縫合．

　血管縫合の歴史は1899年にAlexis Carrelが絹糸の単結紮縫合（三角吻合）で成功したことにより始まる．その後，糸や針の進化，技術の集積により現在に至っている．では血管吻合はどのようにするのがもっともよいのだろうか？これは吻合の基本，単結紮と連続縫合の特徴を理解すれば解決する．

血管吻合の基本

　血管内を血流がスムーズに流れるためには狭窄をつくらないことが，まず重要である．このため，吻合に際して，ねじれがないこと，血管が長すぎたり，短かすぎたりしないことが大事である．採取した血管は吻合の際にねじれないように膨らませた状態で一面（背側）にマーキングをしておくとよい．次いで吻合は，内膜と内膜が合うように外反させることである．

単結紮縫合の利点・欠点

　単結紮縫合は血管を外反させる効果があり，かつ結紮間での縫縮効果がないため，特に小口径の血管を縫合する際には有効な手段である．また組織のカッティングによる緩みが少なく，生じても限局的である．しかし，縫合に少なくとも4針以上が必要で，連続縫合と比較して時間がかかる点が問題である．また吻合する血管同士のピッチが合わないと，結紮間での出血を生じる．

連続縫合の利点・欠点

　何といっても連続縫合は速やかに縫合できる点がよい．糸や針も改良されて，吻合途中で針の切れが悪くなることは少なくなった．運針の間も適切にバイトをとることにより組織を巻き込み出血しにくい．一方で問題点は，外反しないで縫合されることがあること，過度な牽引により縫合部が縫縮され，狭窄を生じることがあること（結紮の際の Purse-string effect），組織のカッティングにより縫合糸が緩むと，広い範囲で出血をきたす可能性があることである．これらの弱点を最小限にするには，大口径血管では緩みがないように神経鉤で締め，結紮した後に追加針で補強しておくこと（項目51参照），小口径血管では縫縮効果が出ない程度に結紮し，出血部位を単結紮追加針で補修するのがよい．

　小口径血管で追加針をかける場合には，可能であればクランプを外して圧をかけ，血管を張らせて運針を行うほうがよい．これは運針で後壁や対側組織をとりにくくするためである．一方，大口径血管で追加針を行う際には，通常はマットレス縫合を行うが，結紮時の組織カッティングを最小限にするためにクランプしたまま，もしくは血圧を一時的に下げて結紮するべきである．また，冠動脈の連続縫合結紮時も Purse-string effect で狭窄をきたすことを防止する意味で，やはりクランプを外して圧をかけ結紮したほうがよい．

Ⅲ. 術前準備

手術前から術後の運命が決まっている!?術前投薬調整の考え方

- 抗凝固薬の調整によって，術中，術後の経過が変わってくる．
- βブロッカーについてしっかりとした考えをもつ．

手術は手術室に入る前から始まっている！

　開心術症例では，術前に抗血小板療法や抗凝固療法が行われている場合が多い．特にCABG症例やAfを伴った弁膜症では，まず投与されている．これらの症例においては，緊急症例では考慮の余地はないが，予定手術の際には適切にマネージメントをする必要がある．これに失敗すると止血困難になったり，逆に血栓塞栓症をきたしたり，患者の命を脅かす事態にもなりかねない．

　その他にも術前投薬に注意を要するものがあり，術前からすでに手術は始まっているのである．

薬物名	商品名	高リスク群
アスピリン	バイアスピリン®, アスピリン®	7日（5日）
ジクロフェナク	ボルタレン®	1日
インドメタシン	インドメタシン®	2日
イブプロフェン	イブプロフェン®	1日
フルルビプロフェン	ロピオン®	1日
セレコキシブ	セレコックス®	なし
クロピドグレル	プラビックス®	7日（5日）
チクロピジン	パナルジン®	7～10日（5日）
プラスグレル	エフィエント®	7～10日（5日）
シロスタゾール	プレタール®	2日
ジピリダモール	ペルサンチン®	2日
イコサペント酸エチル	エパデール®	7～10日
サルポグレラート	アンプラーグ®	1日
ベラプロスト	ドルナー, プロサイリン®	1日
クロミプラミン	アナフラニール®	5日
セルトラリン	ジェイゾロフト®	5日
パロキセチン	パキシル®	5日
フロボキサミン	ルボックス®, デプロメール®	5日
未分画ヘパリン	ヘパリン®,（カプロシン®）	4時間（静注）, 8～10時間（皮下）
エノキサパリン	クレキサン®	12時間
ダルテパリン	フラグミン®	12時間
フォンダパリヌクス	アリクストラ®	4日
ワルファリン	ワーファリン®	5日
ダビガトラン	プラザキサ®	4日（CCl≧60）, 5日（30＜CCl＜60）
リバーロキサバン	イグザレルト®	2日
アピキサバン	エリキュース®	3日
エドキサバン	リクシアナ®	2日

［日本ペインクリニック学会ほか（編）：抗血栓療法中の区域麻酔・神経ブロックガイドライン，日本ペインクリニック学会，2016 をもとに作成］

各種の抗血小板薬，抗凝固薬の特徴を把握する

　一口に抗血小板薬，抗凝固薬と言ってもいろいろな種類があり，各薬によって効果が切れるまでの時間が異なる．表のごとく，最近では通常の手術に関するガイドラインがあるが，注意しなければならないのは，これはあくまでも通常の手術に対する推奨である．開心術はフルヘパリンを行うので，推奨を鵜呑みにするのではなく，適切な各薬による対応策を考えるべきである．

　バイアスピリン®は一般的には1週間くらい，クロピドグレルは5〜7日くらい，パナルジン®は14日くらい置いたほうがよいと思われる．一方でプレタール®やアンプラーグ®は数日で十分と思われる．ワルファリンは数日前がよいとされているが，基本的にはPT-INRをチェックしつつ，数値が1.00に近くなっていることを確認すべきである．最近よく見るDOACについて，半減期が短いから1日で十分と書かれているが，これはヘパリンを使用しない手術のことであり，実際の印象からはもう少し長期間必要と思われる．

　万が一，早めに手術が必要になりそうなときは，各抗凝固薬の効果の強さとその影響を理解して手術に踏み切るかどうかを決めるのが無難である．パナルジン®やクロピドグレルはかなり効果が強いし，出血量が多くなるので注意が必要である．ワルファリンはある程度リバースが可能なので，臨機応変に対応可能である．バイアスピリン®は効果はかなり強いわけではないので，そのまま手術を行っても大事に至らない場合があり，これも時と場合により適切に対処可能である．DOACについては意見の分かれるところである．少なくとも半減期が短いのでピークのタイミングは避けたほうがよいと思われる．

　ワルファリン内服患者の緊急手術の場合，静注用ヒトプロトロンビン複合体製剤であるケイセントラ®投与によりワルファリンを中和することができる．

オフした後の対処法

　一般的には抗凝固薬をオフにしている間はヘパリン置換が推奨される．まず，1日1万単位から静注を開始し，APTTの数値を参考に量を調整するの

がよい（1万単位/日を投与してもAPTTが延びない，または延びすぎる症例もあるため，APTTチェックは必須である．以前これを怠ったために術前に脳梗塞をきたした機械弁患者の経験がある）．ワルファリンオフの際はPT-INRをチェックして，PT-INRが低下したタイミングで開始し，直前にPT-INRを再チェックする．

　ヘパリンは手術当日の朝，オフにして手術に臨む．手間がかかる操作であるが，これをするかしないかで術中のクオリティが変わることを考えると軽視できない．ただし，機械弁がすでに入っている症例や，狭窄が高度な虚血性心疾患（IHD）症例では，血栓塞栓症が発症したときのデメリットを考えると，ヘパリンを中止せずに手術に臨むこともある．

術前βブロッカーは中止しなければいけないのか？

　術前に調整を考慮したほうがよいその他の薬剤としてβブロッカーがある．以前のジギタリスが頻繁に処方されていたころは，心停止からの自己脈の回復を考慮してジギタリスを術前数日前に中止していた．そのころ使用頻度が増えてきたβブロッカーに対しても，同じような考え方で手術前に中止が必須とされていた．果たしてそうだろうか？

　もちろん，手術中にβブロッカーの作用が残っていたら，心機能の低下や徐脈のために人工心肺離脱に難渋する可能性がある．一方で，心不全の予後を改善する薬として，不整脈に対する治療薬としての役割が明らかになった現在では，やはり心機能，不整脈コントロールの観点から判断すべきと思われる．

　開心術の術後心房細動の予防には，βブロッカーの投与が有用であることは数々の論文で示されている．術前のβブロッカーの有無と術後心房細動との関連を示した報告は少ないが，筆者らはAVR術後の心房細動の発症に，術前のβブロッカー投与の有無が関連している可能性のあるデータを得ており[1]，心房細動の予防の観点から（術前から）βブロッカーを投与する可能性を考慮する必要があるかもしれない．

　心機能が問題ない症例では，βブロッカーを投与していても，心機能的には問題ないと思われるが，心機能低下症例では慎重にする必要がある．特に

心停止にする症例では注意が必要である．

βブロッカーに関しては，しっかりとした考えをもち，症例に応じた術前の対処が重要である．

---

1) Yokota J, et al: Atrial fibrillation following aortic valve replacement: impact of perioperative use of intravenous β-blocker. Gen Thorac Cardiovasc Surg **65**: 194-199, 2017

医学用語の誤用① ～冠動脈 4AV～

　CAG を読むときに，右冠動脈 4PD の先の後外側左室に向かう枝を日本では 4AV と呼ぶが，これは間違い．AHA 分類（Austen WG, et al: Circulation 51: 5-40, 1975）において，右冠動脈 4PD（後下行枝）起始部（心臓十字 Crux）手前が seg3，それより末梢を Seg4 というが，AV（atrio-ventricular node branch）とは Crux 付近から房室結節へ向かう枝のことを示す．日本でいう 4AV は，4PL（postero-lateral branch）と呼ぶべきである．"AHA 分類右冠動脈"の図において，AV の文字が微妙な位置にあるために，4PL を 4AV として慣習的に呼び間違えたと思われる（4PL を 4AV としている日本語教科書も実際あるが，日本国内のみの間違いと思われる）．心臓外科医のみならず，ほとんどの国内の循環器内科医も間違っているので教えてあげたほうがよい．ちなみに，Syntax Score II では右優位の場合，右冠動脈から出た左室後側壁枝は seg 16 としている．4AV ではない．

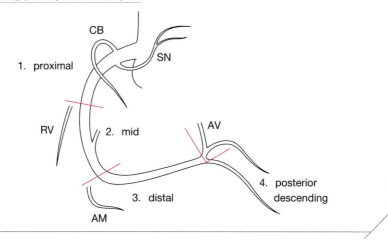

Ⅲ. 術前準備

患者が手術に耐えられるか？いかにスクリーニングするか？

- 術前歯科口腔チェックで術後感染症を減らそう．
- 呼吸機能は VC 1 L が必要．

　手術は術前検査から始まっていると言っても過言ではない．適切な検査を行い，非適応患者は除き，是正できるところは是正しておき，術中に注意するべき点を洗い出す．では，この適切な検査とはどのようなものであろうか．

歯科口腔検診

　う歯や歯槽膿漏があると，術後感染症が増加する．聖路加国際病院で検討した結果，術後血液培養陽性患者80人で，このうち約20％が口腔内細菌であり，術前口腔機能管理を行った症例では口腔内細菌による血液培養陽性患者は1人だけであった．血流内への細菌の進入口として一番多いのが歯周である．術前口腔内機能管理は大変重要である．人工弁など異物が体内に入る手術はもちろん，緊急以外は歯科治療を手術より優先する．

鼻腔培養検査

耐性菌の保菌状況を確認するには鼻腔培養検査がもっとも適している．CNS（Coagulase negative staphylococcus）やMRSAが検出された場合は，ムピロシン軟膏の鼻腔内塗布を術前から3日間使用する．

呼吸機能検査

いろいろな指標があるが，検査よりも前に酸素吸入なしで歩行が可能な患者はまず問題がない．検査指標でいうとVC（Vital capacity）＞1Lもしくは FEV 1.0 が 800 mL 以上あれば，だいたいの手術は可能である（抜管できる保証はないが）．ただし，angina，AS，大動脈瘤の患者などは怖くて術前スパイロ検査ができないので血液ガス検査で代用する．

血液検査

血小板数が 50,000/μL を下回っていて，手術により改善する見込みのない場合は，術後輸血を繰り返す可能性が高いため，検討が必要である．またATⅢが低下している場合は術中にヘパリンの効果が十分に発揮されないため，低下の原因を調べ，必要であれば執刀時に補充する．また，術前に抗凝固をヘパリンで置換した患者はATⅢが消費されている可能性もあるので，ポンプ前のACT確認の際はそのことを意識しておく．

頭部MRI検査と頸動脈エコー

脳血管および脳実質を調べることはきわめて重要である．無症候性の脳血管狭窄は多くの場合，問題がないことが多いが，術中血圧を維持するなどの注意が必要になる．また新しい脳梗塞を発見した場合は，出血のリスクがあるため，可能な限り手術を延期する．神経内科の判断も仰ぐとよい．筆者も1例，CABG術後に脳出血を生じ，その後，術前CTを再確認してみると，小さな脳梗塞が発見されたことを記憶している．

体幹部 CT 検査

　現在の CT は高精細であり，多くの情報を提供してくれる．心臓外科医は当然であるが，大血管の石灰化や粥腫の有無などに目が向かう．しかし，同時に画像でわかるような固形がんを除外しておく必要があるため，放射線科医の読影は必須である．

その他

　消化管出血があると術中術後の抗凝固療法で悪化するため，便潜血検査は必須である．陽性であれば消化管内視鏡検査を行う．ちなみに，現在の便潜血検査はヒトヘモグロビンで調べている．このため，下部消化管出血の検出率は100％であるが，上部消化管出血は50％程度であることを理解しておく必要がある．閉塞性動脈硬化症合併患者も珍しくないため，ABI 検査を行うことも有用である．

最後は eye ball test

　術前に患者が耐えられるかを最終的に決定するのは外科医の「目」である．経験を積んでくると，患者の歩く様子，受け答え，診察結果，雰囲気から，この人が手術に耐えられるかを直感的に感じることができるようになる．この「感覚」は大切で，外科医としての重要な能力である．

Ⅲ. 術前準備

いざ再開胸，何をチェックする？

- 前回手術記録は宝の山．
- 開胸前にマーキング＆ DC パッド．

　再開胸術といえば癒着との闘いである．胸骨を開けたら大出血するのではないかとか，肺が裂けたらどうしようとか，いろいろな心配が頭をよぎる．何とか無事に開いてもらうよう祈りながら頑張るより前に，術前にチェックを十分にすることで，より安全に再開胸を行うことが重要である．

前回手術記録をよく確認する

　2 回目以降の手術を行う際に，前回までの手術記録はとても重要である．胸骨ワイヤーは何本使われたか，心膜を閉じているか，左右開胸の既往があるかは重要な情報である．特に心臓前面がゴアテックス膜で覆われている場合は，剣状突起下から指を挿入することにより，容易に胸骨後面を剝離することが可能である．また，パッチや人工血管を使用している場合はその素材

により剝離難度が異なる．たとえば，Gelweave®やTriplex®は血管周囲を容易に剝離できるが，J-graft®は剝離に時間を要する．右室流出路再建の際，ゴアテックスパッチでは癒着が少ないが，心膜パッチは石灰化して，剝離中に割れて大出血する心配もある．

胸骨ワイヤーの本数，かけ方を覚えておく

　CTで胸骨ワイヤーと重要臓器と接している位置の関係を確認しておこう．危険部位にマーキングをしてその処理を後回しにしておき，その上下の胸骨を先に開けておけば，万が一出血しても比較的短時間で処理が可能になる．

大動脈などの重要組織が胸骨後面に癒着していないか造影CTで確認する

　大動脈や右心室などが胸骨後面にぴったりと張り付いている場合は，再開胸時の大量出血を念頭に置く必要がある．末梢からの体外循環を開始し，全身冷却してから開胸するか，右または左の小開胸を置き，その部位から胸骨後面を剝離してから開胸を行う方法などを検討する．個人的な見解であるが，大動脈に関しては，胸骨後面との間に1〜2 mmのスペースがあり，動脈が胸骨に圧排されている所見がなければ，問題なく開胸できる．また，3DCTで開存内胸動脈グラフト，大伏在静脈グラフトの走行や胸骨との関係も確認しておく．

上行大動脈以外の送脱血可能部位をCTで確認しておく

　送血路から近位の動脈に狭窄や浮遊状粥腫がないか確認しておく．また，人工心肺というと送血路に目が向くが，脱血路も重要である．特に小児期に手術をしているとIVCや腸骨静脈が閉塞しているときがあるので，注意して確認する．

DC パッドを貼る

　開胸中の刺激で心室細動が起きることがしばしばある．この際，パッドを貼っていないと大騒ぎになる．確実に貼付されていることを確認してから手術に臨むことが重要である．パッドの粘着面保護シートを剝がすのも忘れずにしよう．

大動脈弁閉鎖不全症が強い症例では心尖部をマーキングしておく

　開胸中に心室細動に移行した際，大動脈弁閉鎖不全症が中等度以上であると体外循環を開始しても左心室の過拡張をきたす可能性がある．この場合，術前心尖部にマーキングをしておくと同部位から経皮的に左室ドレナージを行うことができる．

III. 術前準備

10

合併症を防ぐには手術室での術前準備が重要！

- 血行動態把握には Swan-Ganz カテーテルよりも経食道エコー．
- 体温管理と神経障害予防で患者に優しく．

　心臓手術は以前と比べて合併症は少なくなっているが，他科と比べて複雑な操作が多く，時間も比較的長い．合併症の中には，手術室で術前準備をしっかりしていれば生じにくいものが多くある．

心機能評価に必要なパラメータ，不必要なパラメータ

　心臓手術では，Swan-Ganz カテーテルによる継続的な心機能評価が，かつては必須であった．しかし，カテーテル挿入により肺動脈損傷，不整脈誘発，心房縫合閉鎖や脱血カニューラ挿入部位のタバコ縫合による縫い込みなど，合併症も数多く報告されている．持続的な心係数の測定は安心感があるが，一方で測定に数分を要するため，特に術中や術後急変時などでは当てにならないことが多い．では何がもっともよいか．熟練した麻酔医がいれば，

経食道エコーがもっとも鋭敏で有効である．また，CVラインで酸素飽和度（SvO_2）を測定できるものがあり，この変化も鋭敏さに優れている．低心機能症例の心機能推移や術後の出血評価に有用である．

弓部大動脈を操作する症例では，前頭葉の近赤外線モニターが重要である．また大腿動脈送血を行う場合は，送血側の下肢に近赤外線モニターを装着し，虚血の有無を評価すること．さらに大腿動脈送血の動脈血がどこまで灌流されるかという問題があり，differential hypoxia を防ぐために，右上肢に酸素飽和度モニターを装着し，できれば動脈ラインも右上肢に挿入して，酸素飽和度を直接測れるようにすることが望ましい．人工心肺離脱にあたり橈骨動脈攣縮による橈骨動脈圧とルート圧との圧差がある場合，その状態でルート圧（ルートベント）抜去を行うと正しい血圧把握が困難となり，人工心肺離脱の判断を誤ることになるため，ルート圧ラインを抜きにくいということになる．これを回避するため，執刀前に大腿動脈からの動脈圧モニターラインを別に確保するという方法もある（項目19参照）．

体温管理

低体温は不整脈誘発，感染症の増加や出血傾向をきたすなどの問題を生じる．このため，人工心肺を使用しない症例や人工心肺使用後では体温管理が大変重要である．室温を上昇させる，ウォーターブランケットを敷く，創部をお湯で満たすなどあるが，一番大切なことは，露出面を最小限にして，エアーブランケットで全身を温めることである．ただし，腹部大動脈瘤の術中虚血肢など，虚血部が存在するときは加温すると酸素消費量が増加し，虚血が悪化するため，使用を一時的に停止する必要がある．

神経障害予防

心臓手術で多い神経障害は尺骨神経障害と腓骨神経障害である．尺骨神経は肘窩内側，腓骨神経は膝窩外側を走行するため，体位を取る際に両部位の除圧確認が重要である．これは余談であるが，尺骨神経麻痺に似ている症状が起きる原因として，開胸位での胸郭出口による腕神経叢の圧迫がある．あ

まり広く開胸しない，開胸器を頭側に寄せすぎない，必要のないときはやや開胸器を緩めるなどの対処で予防可能である．内胸動脈を剝離するときも開胸器を開けすぎないように注意が必要で，開胸器を頭側に寄せすぎて必要以上に広げすぎると第1肋骨骨折をきたし，折れた骨が腕神経叢を損傷すると永続的麻痺となり悲惨なことになるので，そうならぬように開胸器の爪の高さはいつも意識しておく[1]．

1) Khonsari S, et al (eds.): Surgical Approach to the heart and great vessels. Cardiac Surgery, 4th ed., Lipppincot Williams & Wilkins, Philadelphia, p4, 2007

医学用語の誤用② 〜頭蓋骨〜

　カンファレンスの中でも，これがよく"ずがいこつ"と呼ばれる．これは間違い．日常生活上は"ずがいこつ"でも構わないが，解剖学的には"とうがいこつ"である．私が学生の頃，解剖学教授に何回も注意された．以前，テレビを見ていたら，火曜サスペンス劇場かなんかで殺人犯が偽医者であることがばれて捕まるドラマがあった．犯人が「何で俺が医者じゃないとわかったんだ！」と言うと，刑事さんが「医者は"ずがいこつ"とは言わない，"とうがいこつ"と言うんだよ！」と答えた．"ずがいこつ"と呼ぶと偽医者として捕まるかもしれないのでご注意を．しかし，最近の脳外科医や神経内科医までもが"ずがいこつ"と言っているのは困ったものである．

Ⅳ. 手術総論① 〜皮切からポンプオンまで〜

どんな術野の消毒法が もっとも有効か？

- どの消毒薬も30〜60秒で効果を発揮する．
- 消毒は乾燥するまで待つことが重要！

　術野の消毒はどの外科系の科を回っても，まず初めに行わなければならない業務である．しかし，感染予防にはとても重要なステップであることは言うまでもない．では，どの消毒薬を使用するのが一番よいのであろうか？

ポビドンヨード

　ポビドンヨードは古くから使われている消毒薬の1つである．消毒薬が酸化され，遊離ヨードが生じることにより殺菌性が生じる．この消毒薬の特徴はほぼすべての菌に対して効果がある点である．塗布後30〜60秒で効果を生じる．粘膜など幅広い範囲で使用可能でもある．しかし，効果を持続させるためには，消毒薬が皮膚にとどまる必要がある．このため，塗布後は十分に乾燥させて，フィルム式のドレープを貼付することが重要である．ちなみ

に，イソジンドレープも皮膚に直に接することにより効果を生じるため，濡れて浮き上がると無効である．

クロルヘキシジン

　クロルヘキシジンは低濃度でも高い抗菌作用を有することが利点である．やはり塗布後30秒程度で効果を生じる．日本では粘膜に使用してショックを生じた事例が報告されているため，粘膜への使用は禁忌である（ちなみに，米国では許可されている）．結核，ウイルス，芽胞形成菌には無効であるが，手術創の消毒にはあまり関係がない．イソジンと比べて無色透明のため，消毒範囲がはっきりしないのが心配なところである．

エタノール

　エタノール単体でも十分な抗菌作用をもつ．皮脂を落とすこともできるため，消毒前洗浄を省くことができる．また，前述の2剤と併用することにより，消毒薬の速乾性が期待でき，最終的にポビドンヨードやクロルヘキシジンの皮膚被膜を形成するのに役立つ．乾燥前にドレープをかけると電気メス使用時に発火する恐れがあるため，十分な乾燥を確認してから使用することが絶対条件である．

オラネジン®

　皮膚消毒液は長年新しいものが出なかった．そんな中，2015年に発売となったオラネキシジングルコン酸塩を有効成分とする新規ビグアナイド系殺菌消毒薬である．各種のグラム陽性および陰性の一般細菌のみならず，MRSA，VRE，緑膿菌，さらにはセラチア菌，セパシア菌など，外皮用消毒薬に抵抗性を示す細菌に対しても強い殺菌力を有し，特にグラム陽性菌には強い殺菌力と速効性を有する．

インテグシール

　消毒液ではないが，手術部位に塗布する液状のシーラントで，皮膚表面にシアノアクリレート系の被覆フィルムを形成し，手術部位表面皮膚の細菌叢をシールして固定する（固めて細菌を動けなくする）ことで，創部への菌の侵入を防ぐ．

　いずれの消毒薬も塗布後にしっかり乾かしてドレープで覆うことにより，薬液が皮膚にとどまり感染防御する．外科医は総じてせっかちであるが，ここだけはしっかり待ちたい．聖路加国際病院では，エタノールにアレルギーや皮膚以外の露出がない限り，クロルヘキシジン＋エタノールの消毒液を使用している．液だまりがないことを確認したうえで，塗布後3分が経過してからドレープを掛けるようにしている．この3分が適切であるかは不明であるが，幸い出火騒ぎは経験していない．

Ⅳ．手術総論① ～皮切からポンプオンまで～

胸骨正中切開は真ん中だから正中切開

- 周囲臓器を傷つけることなく胸骨正中を正しく開けること．これが手術成功への第一歩．

真ん中を切るためのコツ

　皮膚ブラッシングを行う前に油性マジックで皮膚マーキングを行う．まず上胸骨切痕と剣状突起先端に印を付け，胸骨右縁と左縁を第1指，第2指で確認しつつ，上から順にその中間点に印を付けていく．付けた印を上から下まで直線で結び，さらに臍へ線を延長する（万が一のLVAD挿入時に季肋部の直線が切開線となる）．JCHO九州病院では胸骨角の1 cm上と胸骨剣状突起先端部の間を皮切長としている．上記のマーキングが消えないようにブラッシングを行い消毒，ドレーピングをした後に皮切を入れる．ドレーピングは横方向に張ると皮膚（マーク）が横方向にずれることがあるので，頭側から尾側に上から乗せるようにドレープを張る．真皮をメスで切開した後に真皮の出血点を止血する．皮下脂肪組織を電気メスで胸骨骨膜ギリギリ

まで切開する．もっとも正中がわかりやすいのが胸骨上縁と下縁である．まず下縁は剣状突起の基部を確認し，ここに電気メスでマーキングする．この部位にはしばしば大きな静脈があるので，しっかりと電気メスで焼却する．剣状突起先端は（必ずしも正中にあるとは限らないが）両側腹直筋の合流部（白線）につながっており，左右腹直筋を傷つけず白線を切開することが確実な創閉鎖のためにも肝要である．上縁は頸切痕中心部奥に電気メスで入っていき，左右鎖骨の間にある鎖骨間靱帯を電気メスで切離し，指で同靱帯の切離を確認する．同部位には比較的大きな静脈が存在することがあり，これらの損傷による出血に気をつける．時には腕頭動脈や左総頸動脈が接していることがあり，術前CTで解剖を確認しておくことは重要である．ここから大量に出血すると急いで胸骨切開にかからなければならないので，この部位は鋸を当てる直前にしておいたほうがよい．また，鎖骨間靱帯のさらに奥には気管があり，電気メスで気管損傷をする可能性もあるので十分に気をつける．胸骨本体の正中を探るには胸骨右縁と左縁を左手第1指，第2指で確認しつつ，上から順にその中間点に電気メスで印を付けていく．胸骨骨膜の止血を兼ね電気メスで胸骨正中ラインを直線に引く．

胸骨鋸の使い方

　胸骨鋸（ストライカー）で胸骨切開をする方法として，胸骨剣状突起から上に向かう方法と，上胸骨切痕から下に向かう方法とがある．前者では白線を正中で切り込んだ後，最初に胸骨剣状突起より胸骨下面に沿って上方に指を入れ組織を剥離しておく．後者の場合には鎖骨間靱帯を電気メスで切離し，指で胸骨上縁下面を触知してストライカー先端が入ることを確認する．上向き下向きにかかわらず，ストライカーの先端突起部が胸骨下面に沿うように切開するよう心がける．そのため両手でしっかりとストライカーを持ち，やや上（天井側）に引っ張る感じで鋸を進める．小さい創で上から下に切る場合，ストライカー先端突起部を剥離した胸骨上端に斜めに挿入し，ストライカー先端突起部の角度を変え下方に移動させる感じ（創上端をテコに回転させる感じ）でまず胸骨上部を切離し（図），ストライカーが垂直に立った後は定石どおり下方に鋸を進める．骨を切り終わったら骨膜の止血を電気メス

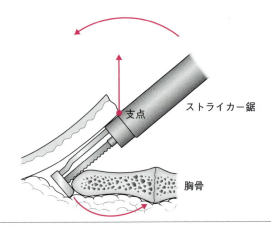

図

で行い，骨髄に骨蝋を薄めに塗る[1]．骨蝋を使わず，骨髄をアルゴンビームで焼却する施設もある．

---

1) 德永滋彦：開心術の基本テクニックと心房中隔欠損症手術の注意点．心臓・大動脈外科手術：基本・コツ・勘所，小坂眞一（編），医学書院，東京，2018

Ⅳ. 手術総論① ～皮切からポンプオンまで～

13

これが終われば一安心：送血カニューラ挿入

- 送血カニューラ挿入部の性状を必ず確認する．
- 挿入後も粥腫内につっこんでないかを意識しておく．
- 固定は確実に，さもないととんでもないことになる．

送血カニューラを挿入の前に

　心臓手術において，これが終われば精神的に毎回ほっとするのが送血カニューラの挿入である．この後に何かの拍子に大出血しても，それをポンプサクションで吸引して送血できるので，とりあえずは何とかなるからである．心膜を開けてまず行うことは上行大動脈を触知することであり，撫でるだけではなく，第1指と第2指で挟み込んで送血チューブ挿入や大動脈クランプにあたり，問題になる石灰化がないかを確認する．そして温生食で心嚢内を満たし，Epiaortic echo で上行大動脈を確認し，送血チューブ挿入や大動脈クランプ部位の決定を行う．マーキングペンで送血部位，クランプ部位，順行性心筋保護液注入カニューラ刺入部位にそれぞれ印を付けておく．送血

カニューラ用タバコ縫合を行う前に，もう一度同部位を指で触り石灰化プラークがないことを確認する（クランプ部位，心筋保護液カニューラ挿入部位，冠動脈バイパスグラフト吻合部位，大動脈切開部位も同様に行う）．もし石灰化プラークがあった場合，その辺縁をマーキングして，そこを回避するようにカニュレーションする必要がある（送血場所がない場合には腋窩送血に変更しなければならないこともある）．送血カニューラ用タバコ縫合を二重に完了した時点で必要量のヘパリンを麻酔科側から静注してもらう（送血カニューラ用タバコ縫合の方法は項目05を参照）．ヘパリン投与前であれば，大動脈へのタバコ縫合で出血させても圧迫で止血が可能となる．タバコ縫合をかけ始める前にヘパリン投与を行う施設もある．ヘパリン投与後のACT測定の間に上大静脈，下大静脈の脱血カニューラ用のタバコ縫合を置く．ACTが少なくとも150秒（〜200秒）以上になった時点で送血カニューラを挿入する．

送血カニューラ挿入の実際

　カニューラ挿入において，タバコ縫合内側にメスで切開を入れるが，挿入部の大動脈外膜をメッツェンバウムで切開しておく．その後，使用するカニューラサイズに応じて大動脈内膜まで残し，6〜7mmの大きさの表層切開を入れる．血管壁に液状の粥腫が存在する場合は，この表層切開で粥腫が血管内に入り込むことなく排出することができる．カニューラ挿入直前にメスの刃を頭側に向け，直視下に内膜に切開を入れる．この場合に使用するメスは先の丸い15番メスがよい．先の尖った尖刃刀では思ったよりも小さな切開となることがあり，そこに無理にカニューラを押し込もうとすると大動脈解離の原因となる．表層切開，内膜切開ともに十分な大きさの切開を行うことが必要である（もちろんタバコ縫合糸は切らないように）．大動脈壁の厚くなった炎症疾患や再手術症例では特に気をつける．挿入方法には助手を使う方法と術者1人で行う方法がある．助手を使う場合，タバコ縫合の両側外膜を術者，助手がそれぞれ把持し，大動脈切開と同時に把持した外膜を内側に寄せて切開後の出血をコントロールし，カニューラ挿入時に外膜をやや外側に牽引し挿入する．術者1人で挿入する場合は，内膜に切開を入れると

同時に素早く反対側の示指で同部を押さえ，血液の噴出を止める．次に，押さえた指をずらしながら送血カニューラを切開孔に滑り込ませる．このとき，助手は返り血を浴びないように透明のシャーレで防御する．

　カニューラ先端が大動脈に入っていることを確認後，2本のターニケットを占め，挿入部から1～1.5 cmのところを0号絹糸でターニケットを結紮固定する．この糸を切るときはなるべく短めに切らないと，その後のさまざまな場面でこの切り残し糸に糸が絡むことになる．次に送血カニューラを0号絹糸で皮膚に固定するが，カニューラとともに固定するターニケットは1つのみとし，もう1本は必要に応じ締められるようにしておく．皮膚固定の際にはカニューラが上行大動脈に対して垂直になるように意識する．ストレートタイプのカニューラの場合，カニューラ先端が心臓側に向いて寝た状態であると，クランプでカニューラ先端を噛んでしまうことがある．カニューラを垂直に近くするには，胸骨正中切開創は小さめのほうが都合よく，創が大きいと固定によりカニューラが寝やすくなる．固定が終わるとカニューラ内の空気抜きをするが，必ずカニューラ上部に脂が浮かんできていないかどうかを確認する．もし脂が浮かんできているようであれば，カニューラ先端が粥腫内に入り込んでおり，そのまま送血をすると粥腫の shower emboli をきたすことになるので，そこからの送血は諦めカニューラを抜去してタバコ縫合糸を結紮し，別の部位からの送血とする．問題なければクランプを外して勢いよく血液を噴出させ，次に親指で先端を押さえた状態にてクランプでカニューラを叩いて空気抜きをする．これを2回繰り返す．カニューラ内の空気がないことを確認後，人工心肺送血回路と接続するが，このとき送血カニューラが引っ張られても抜けないように，助手が引っ張られる方向を意識してカニューラを把持しておく．接続後，人工心肺回路の空気抜きラインからもう1度，空気抜きを行うが，人工心肺回路を接続する際にこの空気抜きラインが上を向くように接続しなければ，その後の空気抜きがむずかしくなる．接続後は敷布鉗子で送血カニューラをドレープに固定する．

Ⅳ. 手術総論① 〜皮切からポンプオンまで〜

心筋保護の
さまざまなテクニック

- 心筋保護に王道はない．
- 逆行性は万能心筋保護法．

　心臓外科医で心筋保護のことをまったく勉強しない人間はいないだろう．一方で，GIK，Buckberg method，St. Thomas solution，delNido solution，Bretschneider（HTK solution）など，さまざまな心筋保護液があり，さらに投与する温度，量，間隔，血液と混合するかなど，選択肢は無数にあると言ってよい．むかし読んだ心筋保護に関するreviewでも，結論は各施設で慣れた溶液を，慣れた方法で行うのがよいということになっていた．だから筆者の方法がベストではない．ここでは心筋保護に関する，順行性心筋保護以外の知っておくとちょっと安心な方法を伝えたい．

逆行性心筋保護の利点（項目74も参照）

　逆行性心筋保護はカニューラ先端の位置によって保護できる範囲が変わっ

てくる．深めに挿入すると右心室への保護能力が低下する．このため，やや浅めに挿入するほうがよい．それも，できれば大心静脈方向がよい．大心静脈は前壁中隔だけでなく，右室も保護できるからである．ただし，途中で抜ける可能性もあるため，使用する際には常に先端圧を確認する必要がある．逆行性心筋保護を主体に手術を組み立てるときは，直接右房を開けて冠静脈洞入口部にタバコ縫合をかけるほうが安全である．逆行性は，低圧で持続注入ができる，大動脈遮断解除前に冠動脈内に混入した空気を除去できるというメリットがある．また，冠動脈病変があっても，狭窄部位とは無関係に心筋保護を行うことができる．

　逆行性心筋保護の欠点は右心系に対する保護が不確実になる可能性があるということである．逆行性心筋保護を主に行う場合，その弱点を補うため，右心前面への Ice slush による局所冷却併用が推奨される．また，心停止時間が 2 時間を超える場合は順行性の心筋保護を交互に使用するということも安全性を高めるための一工夫である．

きちんと心筋保護ができているか確認する方法

　順行性心筋保護では，大動脈基部に圧がかかっていることを確認すれば，よほど重度な冠動脈病変がなければ有効な心筋保護が行えると判断できる．では逆行性ではどうであろうか．心筋保護の基本的な考えは，①電気的に心停止とする（これにより酸素需要量が 1/10 に低下する），②冷却する（10℃冷却すると酸素需要量は 1/2 に低下する），③細胞内 pH を調整する．つまり，見た目で心停止していれば，あとは冷却されていれば心筋保護液が流れている証拠になる．心臓を触わり，温かい場所があれば心筋保護が行き渡っていないことになる．このような場合は順行性心筋保護を追加しよう．

冠動脈狭窄がある場合の心筋保護

　合併手術などで冠動脈狭窄があり，かつ心停止時間が長くなるときは気をつけなければならない．大伏在静脈グラフトを先に冠動脈に吻合し，そのグラフトからも心筋保護液を入れることを考慮すべきである．

Ⅳ．手術総論① 〜皮切からポンプオンまで〜

無駄な剥離は
時間浪費と怪我のもと？
大動脈テーピングの必要性

- 必ずしも大動脈テーピングは全例に必要ではない．
- 大動脈テーピングが必要な場合は周囲組織のinjuryをできるだけ防ぐ．

大動脈テーピングの目的って？

　大動脈のテーピングは必ず教科書にも出てくる基本的な手技である．皆さんは全例テーピングしているだろうか？　確かにテーピングをすると大動脈遮断を安心して行うことができ，PAやSVCへのアプローチも容易になる．なかでも重要性が高いのが，大動脈遮断を確実に行う補助手段という目的と考えられる．

　一方で，そのデメリットを考えなければならない．テーピングの剥離操作による大動脈のinjuryは一定の確率で起こる．テーピングした大動脈を引っ張ることによって，内部のプラークが剥がれる可能性もある．当然，剥離に要する時間の分だけ余計な時間がとられるのも事実である．

　したがって，これらのバランスをみながら，どちらがよいのかを考えるの

が得策である．そもそもテーピングは心臓血管外科の中でも先天性心疾患を専門とする先生方が主に行っている手技で，一昔前の比較的若年の対象患者が多かった時代でメインであった手技であることも忘れてはならない．

テーピングしないときの戦略

では，大動脈テーピングを行わないときに，テーピングの一番の利点と思われる大動脈遮断の確実性については，他によい方法があるかどうか考えてみたい．筆者は大動脈遮断の際には左手で遮断鉗子を持ち，遮断予定部位に右手を入れ，その右手で大動脈をつまむようにして持ち上げつつ，左手の遮断鉗子を用いて遮断することによって，確実に大動脈を遮断するように心がけている．この操作の過程で大動脈のテーピングは不要である．

また，昨今では心臓血管外科の対象患者の高齢化が進み，上行大動脈の石灰化やプラークのある症例が多くみられるようになった．このような患者には基本的にはできるだけの Aorta non-touch の戦略を選択するのが妥当であり，PA や SVC 周囲の剝離が不要な場合はできるだけ触らないように心がけている．

剝離をしない利点についても考えておく必要がある．後述するが，再開胸症例では大動脈のテーピングが重要な要素となる．このときに前回剝離していた場合とそうでない場合では，剝離の容易さがまったく異なってくる．2回目以降の手術に備えるという意味では，不要な剝離を避けるメリットは十分にあると思われる．

テーピングしたほうがよいときは？

テーピングをしたほうがよい場合はどんな場合だろうか？ 1つの代表的な例は再開胸症例であろう．Redo の症例では大動脈周囲を剝離し，確実に大動脈遮断を行う必要がある．一般的には大動脈遮断を行う周囲の肺動脈やSVCとの癒着は強固であることが多く，大動脈を確実に遮断するためには大動脈を確実にテーピングすると安心である．正しい層にテーピングできると他の癒着剝離も容易となり，利点も多い．

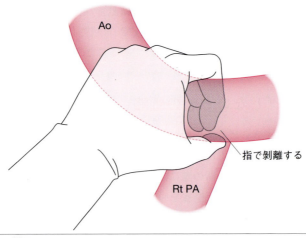

図　手でつまむ様子

実際のテーピング方法

　では実際のテーピングを行うときのコツはどのようなものであろうか？テーピングの際にもっとも避けたいのは大動脈後壁の損傷と肺動脈の損傷である．このためにはまず，大動脈と肺動脈主幹部の間の外膜を剥離し，両者の間の粗な組織にアプローチする．この部分は容易に正しい層での肺動脈との間の大動脈側面の剥離は可能である．続いてSVC側から右PAの前面と大動脈が接している部分の外膜を剥離する．後はこれらの層の両方から左手で包み込み，親指と中指で用手的に愛護的に剥離すると，大動脈を損傷することなく大動脈周囲を剥離することができる．後はこの層に沿ってテーピング用の鉗子を誘導したらよい．この方法では大動脈やPAへは指しか接さないので，無理な力をかけさえしなければ損傷を防ぐことができる．

Ⅳ. 手術総論① 〜皮切からポンプオンまで〜

16

正中切開のデメリットを最小限にする開閉胸法

・どうしても止めたい骨髄出血にはフローシール®.
・確実な胸骨固定にはダブルワイヤーテクニック.

　胸骨正中切開はどのような手術に対しても対処できる，心臓外科医にとって安心できる方法である．一方で，出血が多い，感染を生じると骨髄炎に移行する可能性がある，胸骨動揺を生じる可能性があるなど，デメリットも多い．いかにこのデメリットを少なくするかは，とても重要である．

開胸膜を防ぐ

　せっかくの正中切開で胸膜を大きく開けてしまうと，肺が癒着して，再手術の際に側開胸が使えなくなる，肺機能が低下するなどの問題が生じる．このため，できれば胸膜を開けずに胸骨切開を行いたい．1つの方法は胸骨上端から切開することである．胸腺組織が胸膜の上を覆っており，胸膜を挟み込む危険性は低い．もう1つは剣状突起下から胸骨後面をよく剝がすことである．

胸骨・骨髄からの出血を最小限にする

　胸骨からの出血は骨膜，骨髄，胸鎖乳突筋付着部，剣状突起前面の静脈からが多い．骨髄以外は電気メスでしっかり焼灼することでコントロール可能である．骨髄からの出血は，アルゴンレーザーで焼灼する，電気メスのスプレーで焼灼する，骨蝋を使用するなどの方法がある．焼灼だけでは十分な止血が得られないことが多く，骨蝋は有効であるが，開胸器をかけると骨髄腔が広がり出血をきたすことがある．どうしても出血をコントロールしたい場合は，フローシール®をサージセルニューニット®に塗り，これを骨髄に圧着するという方法がある．他の止血法に比べて高価であるが，開胸位で閉創しなければならない場合や補助循環を使用する場合にかなり確実に止血が可能である．また，インテグランシート®を縦に3等分に切ったものや，2cm角程度に切ったサージセルニューニット®をスカスカの胸骨骨髄内に埋包することで，胸骨骨髄からのダラダラ出血は予防できる．

我包帯し，神これを癒し給う

　よくテレビで"神の手をもつ外科医"などの番組を目にするが，たぶん当人は自分が神の手などとは思っていないと思う．どんな完璧な縫合をしようとも，血液凝固能という自然治癒能ひとつ失われただけで針穴から出血が止まらず，救命できないことを臨床医ならば皆知っているからである．医療とは自然治癒への人為的誘導である．古来より "I have dressed him; May God cure him（我包帯し，神これを癒し給う）" —Ambroise Paré，"医事は自然に如かず" —杉田玄白，と言われている．われわれ外科医は手術をすることで患者さんを彼ら自身の中にある"自然治癒"という神の手へ案内をする，という役割を担っている．私は神の手にはなれないが，自然治癒への名案内人になりたいといつも願っている．

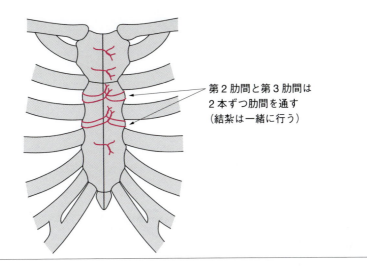

第2肋間と第3肋間は
2本ずつ肋間を通す
（結紮は一緒に行う）

図

胸骨をしっかり固定する ダブルワイヤー固定法

　胸骨の固定法はSternalockやFixorb meshなど，固定具が増えてきている．ここでは胸骨ワイヤーのみでいかに固定するかを述べる．

　1つめは，当たり前であるが，なるべく多くの胸骨ワイヤーをかけることである．これにより1本にかかる負担が軽減して，胸骨離断を避けることができる．通常5本程度であるが，7本程度かけると，まず離開しない．2つめは，第2肋間と第3肋間の胸骨ワイヤーを，2本ずつ肋間を通して固定する方法である（図）．確かにこの方法で胸骨離開をきたした症例は経験していない．ぜひ皆さんも試していただければと思う．

Ⅳ．手術総論① 〜皮切からポンプオンまで〜

脱血カニューラの
至適位置は？

- 脱血不良ではカニューラ位置調整を試そう．
- SVC は奇静脈，IVC は肝静脈に注意！

　人工心肺を使用する心臓手術で，よい脱血を得ることは快適な手術を行うのに欠かせない．初めはよかったが，途中で悪くなってくるということも時々ある．こんなときにどう対処すればよいであろうか？

IVC の脱血管を少し浅くしてみる

　手術に集中していると，気がつかないうちに脱血管が心囊内に落ち込んでいるときがある．IVC の脱血管は横隔膜面で円周状に固定されているため，このすぐ尾側で脱血するともっとも効率がよい．脱血チューブは右房壁に固定しているため，脱血が進むと奥に入る傾向がある．また，しばしばあるのが，引っ張り上げて浅くなった脱血管が肝静脈に入り込むという現象である．肝静脈は IVC に対して左前方に分岐する．このため，カニューラを術者側

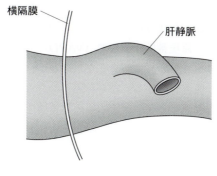

図

に引っ張ることで先端が肝静脈側に入り込むことがある（図）．いずれの場合も脱血チューブ先端をいったん右房内に戻し，再度IVC内に浅く挿入することで改善する．指でつまんで肝静脈方向に行っていないか感じることで先端位置を調整可能であるが，先端位置確認には経食道心エコーが有効である．

SVCの脱血管の先端が奇静脈に入っていないか確認する

　脱血不良時に無名静脈の拡張やCVP圧の上昇という現象を伴う場合，SVC脱血管の脱血不良が原因である．よくあるのが，奇静脈への挿入である．この場合，いったんほぼカニューラを抜き，右総頸静脈と無名静脈の分岐部付近に先端が来るように誘導することで解決する．また，上行大動脈瘤や解離の手術時に同様の現象が生じることがあるが，これは大動脈によりSVCが圧迫されることに生じている．この場合は大動脈にテーピングして助手側に牽引することにより改善する．

　SVC脱血不良に気づかず手術を続けると極度の静脈圧上昇による上半身うっ血のため，顔がパンパンに腫れることがあり，放置しておくと神経性合併症にもなりかねない．人工心肺がなんとかまわっていても，頸静脈の怒張や顔面の腫れを麻酔科医に指摘されSVC脱血不良に気づいたこともあり，

常に麻酔科医にはこの点に注意してもらったほうがよい．

　一般的に，大口径の脱血カニューラのほうが小口径のものよりも良好な脱血を期待できるが，陰圧補助吸引脱血（VAVD）では陰圧のため，カニューラ先端が静脈壁に張り付き脱血不良となることがある．この場合，大口径カニューラではより張り付きが強くなるため，むしろ小口径カニューラへの変更が推奨される．また張り付きによる脱血不良解決のためには，一度大気開放すると同時に陰圧を大幅に弱めて，そこから徐々に陰圧を上げていくことでカニューラの張り付きを解消でき，脱血不良を改善できる．

　肺静脈からのリターンが多い場合（collateral flow が多い場合）もあるので，そのような素因がないかをチェックする．疑わしい場合は，ただちに LV ベントを挿入するとよい．

Mortality 1%の世界

　心臓血管外科医の成績はどこまでよくできるのだろうか？　海外の施設では一般の開心術の Mortality が 3% くらいでかなり満足しており，5% くらいでもアクセプトされている．しかし，日本では 1% 台もそんなに珍しくなく，5% 近くなると？である．この差はどこから生まれるのであろうか？　海外と国内のさまざまな施設をみてきた感じでは，やはり日本人のきめ細やかさとあきらめない精神が根底にある．手術術式を常に研究し，地方会，研究会レベルから全国学会レベルまで，真摯にディスカッションするのは日本ならではである．また，術後経過であきらめずにいろいろと工夫するのも日本人の長所である．重症化しつつある今日の心臓血管外科の世界では，手術だけでは成績向上に限界がある．術前，術後も含めた包括的アプローチが必要で，本書がその一助になることを望む．

Ⅳ. 手術総論① ～皮切からポンプオンまで～

18

ポンプ開始前には一呼吸して確認を（クランプ前も）

- ヘパリンは絶対に忘れないこと．
- 人工心肺時間，心虚血時間を短縮するためにできることは人工心肺開始前，クランプ前にやっておく．

　カニュレーションが終わって，さあ人工心肺を開始だ，と思ったところで必ず深呼吸をして，まず自分自身の気持ちを一度リセットしよう．そしていくつかの確認事項を必ずチェックする必要がある．

ポンプ開始前，やるべき処置を行ったか？

　ポンプ開始前に術野でチェックすべきことに，ポンプ回路にクランプがかかったままになっていないかどうかの確認がある．ローラーポンプの場合，送血回路にクランプがあると急激な回路圧上昇による人工肺損傷や回路接合部の外れなどが生じるかもしれない．脱血回路クランプの場合は，もちろん脱血ができず，最悪の場合は空気を送血回路から送ることになるかもしれな

い．むろん，人工心肺技士がそうなる前に知らせてくれるであろうが，術野でもしっかりと確認する必要がある．次に，術野外での確認で忘れてはならないのがヘパリン投与とその効果（ACT値）のチェックである．術前に長期ヘパリンが投与されていた患者ではATⅢが消費され，ACTが延びないこともあるので，かならずACT値を確認し，必要があればATⅢ製剤やFFP投与を行い，そのうえでACTが延びたことを確認してポンプを開始する．また，人工心肺技士に人工肺への酸素送気を確認する（以前，動物実験を1人ですべてやっていたとき，しばしば送気を忘れて失敗した経験があることから，必ずこれを確認している）．術野での確認も必要である．送血，脱血カニューラが入れば人工心肺開始は可能であるが，人工心肺時間を短縮する意味でも，行う手術に必要な処置が行われているかどうかをもう一度確認する．たとえばPV isolationが必要な場合，右肺静脈isolationはOff-pumpで可能なので，ポンプ開始前に行う．右肺静脈のテーピングはある程度心臓が張っていたほうがやりやすく，ポンプ前でも容易に行える（詳細は項目57参照）．CABG症例では内胸動脈を切離し，そのルートを作成しそこを通しておく（これはヘパリン投与後，送血カニューラ挿入前がよい）．

ポンプ開始からクランプまで

　左室ベント回路のチューブを人工心肺ローラーに逆方向に付けると，吸引ではなく空気を心臓に送り込むことになるので，必ず水を吸引することを確認しておく（ベントテスト）．また二重の防止策として，ベントラインに一方向弁を取り付けておく（人工心肺における安全装置設置基準[1]で強く推奨されている）．左室ベントカニューラ挿入にあたっては左心系への空気混入を避けるため，人工心肺技士に人工心肺脱血を減らして心拍出をさせ，麻酔科医に換気を止めていることを確認する．左室ベントカニューラ挿入は血液の噴出を確認するが，重症MRではベントチューブ先端が左房内でも噴出するので経食道心エコーでの確認が必要となる．この際，ただ左室内にあることを確認するだけではなく，乳頭筋と左室壁の間隙にはまり込んでないかなどの確認をする．LVベント挿入の際にアクシデンタルな空気の吸い込みを避けるために大動脈遮断を行ってからLVベントを挿入する方法もある．

右房切開を行う場合にはSVC，IVCのテーピングが必要になるが，逆行性心筋保護液カニューラ挿入前に行う（後に行うとIVC操作でカニューラが抜ける）．逆行性心筋保護液カニューラ挿入は心停止後に直視下に行うこともできるが，血液で右房が張っている状態のほうが入りやすいので，先端だけでも入れておく．その際，技士に脱血を軽くして右房を張らせるように指示する．挿入後は心筋保護液回路および圧ラインをつないでテスト（心筋保護液を注入して圧が上昇することを確認）する．また，僧帽弁手術において視野出しを良好にするには，SVCの剝離を十分に行っていたほうがよいのでクランプ前に行っておく．左PV isolationは左室ベントを入れて左室が虚脱した状態で行うが，この際に左PVを触知してベントカニューラがそこにないことを確認しておく（以前，左PV isolationの際に左PVに迷入したベントラインをAtriCure®で焼き切った経験あり）．順行性心筋保護液カニューラ挿入はすべての操作の最後，大動脈クランプ前に行う（ラインを引っかける心配がない）．SVC，IVCをテープで締める（完全人工心肺）症例では，クランプ前にテストをして脱血が問題ないことを確認し，問題があればカニューラの位置を変更するなど，問題解決をクランプ前にやっておく（テープを締めない症例でも）．

　CABG症例では，ポンプ開始後クランプ前に心臓を脱転しすべてのターゲット血管を確認し，剝離，マーキングしておく（項目32参照）．

1）日本体外循環技術医学会：人工心肺における安全装置設置基準（第四版），〔http://jasect.umin.ac.jp/safety/pdf/sefty.4th130908.pdf〕（最終確認日：2018年10月11日）

V. 手術総論② ～ポンプオフから閉創まで～

19 さあ，ポンプオフ！本当に大丈夫？

- ポンプオフはいわば着陸のようなもの．きちんとした準備が必要．
- しっかりとしたルーティンを決めておく．

ポンプオフをきちんとできてこそ一人前

　無事に心内の手技を終えて，大動脈を遮断解除して心臓が自己の拍動を再開するとほっとするものである．しかし，当然ここで終わりではない．人工心肺離脱という作業が控えている．人工心肺時間は短いに越したことはないので，休んでいる暇はない．また，いくら心内操作の手技が上手でも，いわば「着陸」であるポンプオフが確実にできないと一人前とは言えない．この作業は重要であるにもかかわらず，詳しく論じているテキストは少ない．これはおそらく各施設で決まり事があって，一概に論じるのがむずかしいことが，1つの理由と考えられる．実際，最初は前立ちをしながら先輩のやり方を見よう見まねで覚えていくものであるが，基本のコンセプトはみな同じと思われる．各チェックポイントごとに以下に述べていくこととする．

心内操作の完了の確認

　手術のメインの目的が達成されているかの確認は，ポンプオフ前に行うのがよい．この際は Volume を心臓に入れて，ポンプオフ後の状態と同様の環境下で行う．冠動脈バイパス術の場合はグラフトの長さが長すぎないか，Kink していないかをチェックし，フローメーターで血流を確認する．冠動脈吻合部の出血の有無のチェックも必要で，心臓後面の損傷がないかも早めにチェックしておく．

　弁形成術後は，逆流がきちんと制御されているかを確認し，弁置換術後は看過できない para-valvular leakage がないか，弁尖の可動性に問題はないかなどをチェックする．

　メイズ手術は洞調律が達成できているかのチェックも必要で，ポンプオフの際に心房ペーシングにするか心室ペーシングかの判断もしておかなかればならない．房室ブロックの有無もチェックしておく．左心耳閉鎖部の止血はこの段階でしないと後で後悔する．

きちんと空気（エア）は抜けてますか？

　心内のエア抜きも重要なファクターである．Volume を入れて，呼吸を行いつつ経食道心エコーでエアが残存していないか確かめる．左房の天井や心房中隔，心室中隔や心尖部のチェックが必要である．ポンプオフ前にエアが残っていると，ポンプオフ後の Vf の原因になったり，術後のけいれんの原因にもなるので，しっかりとエアが抜けていることを確認する必要がある．LV ベントやルートベントの抜去前には，肺のブロー（肺膨張）を麻酔科医にもう一度行ってもらい，肺から左心系へのエアの流入がないことを確認する．

止血をチェックする最後のチャンス

　ポンプオフ前は安心して止血操作ができる最後のチャンスである．冠動脈吻合部，大動脈切開縫合部，右房や左房の切開縫合部，LV ベント抜去部，

左心耳閉鎖縫合部，Retrograde CP の抜去部，人工血管縫合部など，術式に応じてチェックするべきポイントは異なるが，Volume を入れた状態での評価が必要である．

　ポンプオフ後に止血が困難な部位のチェックも行っておくとよい．心臓の裏面や大動脈の裏面，左房の天井や IVC の裏などを安心して確認できるのも，人工心肺の補助があってこそである．

　盲点となるのは，カニューラ抜去部である．ポンプオフしてから大動脈のルートベントを抜く場合や結紮する場合，LV ベント抜去部位を結紮する場合があるかもしれないが，もし出血したり，最悪糸が切れたりすると対応が困難となる．筆者はできるだけ止血を完璧にするために，ポンプオフ時は送血管と心臓を脱転しなくても処理できる脱血管（SVC や右心耳）以外はすべて抜去して止血を確認している．特に大動脈ルートベントは出血すると止血が困難となるので，フルに脱血できる状態でフローを落としてから抜去，結紮するようにしており，出血を認めた場合も追加針をおいて，同様にフローを落としてから結紮するように心がけている．このためにも大腿動脈圧ラインを手術開始前に確保し，人工心肺離脱時に橈骨動脈圧とルート圧の圧差があってもルート圧ライン（ルートベント）を抜けるようにしたほうがよい．IVC の脱血管の部位も止血困難な場所なので片方の脱血管を残したまま IVC の脱血管を抜去し，止血を確認している．他の部位も同様である．

麻酔科，人工心肺技士との確認作業も忘れずに

　麻酔科とのコラボレーションも重要である．カテコラミンやスパズム予防の血管拡張薬，不整脈に対する薬がきちんと用意されているか確認する．輸液や輸血の準備がきちんとできているかもチェックする必要がある．経食道心エコー，ペーシングなどの確認も行っておく．忘れがちなのが呼吸再開の確認である．基本的すぎることだが，ポンプオフ後も無呼吸であると大変なので，このような常識と思われることの確認はルーティンにすべきである．実際，人工心肺離脱後に呼吸再開がなされておらず，脳障害をきたした症例もある．

　人工心肺技士ともポンプオフの準備ができていることを確認する．カリウ

ポンプオフのときにチェックしておきたいポイント
心内操作は終了したか？　やり残しはないか？
エア抜きは大丈夫か？
止血は大丈夫か？
麻酔科，人工心肺は準備OK？　呼吸，ルート，カテコラミン開始の有無

ムの補正やVolumeの補正，貧血の補正，pHなど，確認しておく必要がある．

ルーティンの確立を！（表）

　普段の開心術では，どうしても心内操作にだけ目が行きがちであるが，端から見ていると簡単にやっていると思われるポンプオフも，短時間にこれだけのすべきことがあることを肝に銘じておかなければならない．これらのことを1つの型として頭の中でシミュレーションし，ルーティンワークとして確立できるようになれば，一人前の心臓血管外科医に一歩近づくこととなる．

V．手術総論② 〜ポンプオフから閉創まで〜

20

空気抜きは
今も昔もとっても大事

- 経食道心エコーがある現在，心腔内の空気が見えるのでそれを目安にしつこく空気抜きを．
- ベッド移動時は要注意！

　経食道心エコーがまだない頃，簡単なはずの ASD 閉鎖術でなぜか心機能の回復が悪く，CK-MB が他の手術よりも高値になることが少なくなかった．また，脳梗塞が起こることもあった．これは今になって考えれば，ASD を介して左心系に入った空気の冠動脈空気塞栓によるものであったと思われる．

クランプ前

　左室ベント回路を挿入するにあたって麻酔科医に呼吸を止めてもらい，技士に心拍出をしてもらって空気混入を防ぐことは前述した（項目 18 参照）．また心囊内術野を CO_2 で満たすため，CO_2 吹きかけのラインを術野に向け

て縫着するようにする．これを行わなかったがために空気塞栓をきたした症例の裁判で，そのことを強く咎められて敗訴となった判例もあると聞いている．

クランプ中

　順行性心筋保護液注入のたびに順行性心筋保護液圧ラインの三方活栓よりシリンジで空気抜きを確認し，心筋保護液注入とする．左心系を開放する手術（僧帽弁手術，大動脈弁手術，ASD などの心内シャント閉鎖術など）では，左心系閉鎖前にベントを中断し，左心を血液で満たしたうえで麻酔科医に肺を膨張してもらって空気抜きをしつつ閉鎖する．冠動脈バイパス吻合終了後の結紮前には，In-situ graft であれば動脈グラフトに置いたブルドッグを外して空気抜きを，静脈グラフトであればシリンジで生食などをフラッシュして空気抜きを行う．

デクランプ時

　逆行性心筋保護回路から Hot shot を行うことにより，冠動脈内に入り込んだ空気を抜くことができる．クランプ開放（デクランプ）直前に Head-down とする．左心マッサージをしても効果的な左室内の空気除去が行えない場合は，心尖部を持ち上げ，シリンジを付けた 18 G 針を心尖部から刺入し，直接心腔内の空気を除去する．この針孔は空気抜きが完了した段階で糸針をかけて止血をしておく．左心マッサージをしつつ，順行性心筋保護液圧ラインの三方活栓よりシリンジで空気抜きを確認後にデクランプとするが，このとき麻酔科に頸部圧迫をしてもらって頭部への空気塞栓を予防する．ただし，頸動脈病変の強い症例では，プラークを飛ばす危険性があるので頸部圧迫は行わない．デクランプと同時に順行性冠動脈注入路から人工心肺静脈リザーバにつないだパージラインを開放し，持続的空気抜きを行う．このとき，パージラインとしてポンプサクション回路をつなぐ場合は，ローラーポンプの向きが逆になっていないことを確認しないと，大動脈内にエアを送り込む危険がある．

デクランプ後

　上行大動脈を人工血管で置換した場合は，空気抜きラインのすぐ遠位部の人工血管上部をペアンで部分的に嚙んで空気トラップとし，頭部への空気流入を予防する．心機能に問題がなく，左心系に空気がないことを経食道心エコーで確認できれば，左室ベントを左房に引き抜き，さらに空気がないことを確認してベント抜去とするが，ベント引き抜きや抜去時にはベント挿入時と同じく，心拍出をさせて呼吸を止めた状態で行う．経食道心エコーで左心内の空気がある場合には開胸器を持って揺さぶったり，心臓を用手的に揺さぶったりするなどして空気抜きに心がける．だいたい空気がある場所は決まっており，左心房の中隔寄り，左心室の心尖部中隔寄りである．ルーティンとして見落としのないように重点的にチェックするようにしたらよい．肺をしっかり膨張させることで肺静脈内の空気が左心内に流入する．右房切開を置いた症例では右室内の空気が目立つことがあるが，このときは主肺動脈に針を立てて空気抜きを行う．右室内の空気は肺動脈弁近位部に引っかかっていることが多いため，肺動脈弁右室側を上から圧迫すると針穴から空気が噴出させることができる．主肺動脈の針穴はきちんと針糸をかけて止血しておく．心腔内の空気がないことを経食道心エコーで確認後，パージライン（順行性冠動脈注入用カニューラ）を抜去する．

ベッド移動時

　入念な空気抜きをしても心腔内に空気が残存することがある．手術室退室前に手術台から搬送用ベッドに移動するが，そのときの体動で左室内空気が上行大動脈に飛び出して最前面にある右冠動脈の空気塞栓をきたし，ブロックや心室細動を突然きたすことがある．ベッド移動時はいつもこの危険性があることを念頭に置き，すぐに除細動ができるようにしておく．

V. 手術総論② 〜ポンプオフから閉創まで〜

21 漫然とカニューラを抜いていませんか？

- カニューラを抜くときの理由，原則を知っておく．
- しっかりとしたルーティンを決めておくべきだが，適宜，柔軟に対処する．

開心術の各種カニューラを**抜**く順番を決めていますか？

　人工心肺離脱を行って，すべてのカニューラを抜去すると，開心術としては一段落である．初めて自分一人でカニューラを抜去する立場になると，「あれ？どれをいつ抜いたらいいんだろう？」と感じる．当たり前すぎてテキストには載っていないし，実際は先輩のやり方を見よう見まねで行うか，何となくなんてこともあるかもしれない．実際は，各カニューラの抜去手順は各施設で決まっていて，それをマスターとするというのが一般的といった感じであろうか？　ここでは各カニューラの役割と抜去のタイミングについて考えみる．

Retrograde CP カニューラ
（逆行性心筋保護液カニューラ）

　心停止を解除したときに最初に抜くのは Retrograde CP カニューラであることが多い．基本的には，このカニューラは心停止をしなければ不要である．すぐ抜去するのもよいが，筆者は心内操作が完全に終了しているのを経食道心エコーで確認し，心停止してでないと止められないような出血点がないことを確認するまでは，再び入れる手間を考えると，抜去しないほうがよいと考えている．

LV ベントチューブ

　LV ベントは心停止解除後の左室の distension を予防する役割がある．左室がパンパンに張った状態では Vf になったときに除細動するのが困難で，少なくとも心拍動が再開して安定するまでは，左室内に入れておくべきである．特に左心機能低下症例では，心機能回復までの empty beating を保つためにもベントチューブを早く抜きすぎないようにする．

　もう1つの役割は，左室内の空気抜きルートとしての役割である．左室内に LV ベントチューブが挿入されていると，左室内の空気抜きが容易になる．特に左室内のエアの残存が多いときは，かなり有用である．拍動が安定し，換気による肺膨張後も左室内エアまたは左室にこびりついているエアがないことを確認してから抜くのがよいと考えられる．．

　気をつけなければいけないのは，深く入れすぎていたり，心拍動が強かったりすると，ベントチューブが左室を穿孔する場合があることである．このような状態を懸念する必要がない，拍動初期の早めのタイミングで，少なくとも LV 内の浅い状態にしておくか，抜去しなければならないこともある．LV ベントチューブを抜く場合は一気に抜くのではなく，いったん LV から LA に引き抜いて LA ベントとして2段階で抜くようにする．ベント引き抜きの操作時は左心系への空気引き込みを防ぐため，心拍出をさせてベント off，呼吸停止を確認して操作を行う．

Antegrade CP カニューラ
（順行性心筋保護液カニューラ）

　Antegrade CP カニューラは，心筋保護ルートとしての役割と，上行大動脈の一番高いところから空気抜きをする Aortic vent（最後のルート）としての役割をもっている．したがって，抜去時は再度の心停止が必要ないと自信をもつ必要がある．

　また，エア抜きの最後の砦であり，十分にエア抜きができたときに抜去するのが原則である．そのタイミングがいつなのかを考える際は，いろいろな場面を想定する必要がある．ポンプオフ前にすべてのエア抜きが可能となる場合はポンプオフ前に抜去すればよいが，実際はポンプオフ後も肺にトラップされたエアが現れることもある．このような場合はポンプオフ後も置いておくのがベターということになる．

　抜去の順序を考えるときは抜去のリスクについて考える必要がある．Antegrade CP カニューラ抜去部位は出血のコントロールが不良な場合や解離の原因となる場合もあり，確実な止血は非常に重要である．もっとも安全なのはフルに脱血してから，送血フローを極限まで落として結紮する方法である．出血のコントロールが容易で安心感のあるタイミングである．ポンプオフ後の抜去にはリスクが伴う．出血と解離である．しっかりとした自己の拍動があるので，なるべく血圧を下げてから結紮するのがよい．最低でも 100 mmHg 以下にすべきである．

脱血管抜去のタイミング

　1本脱血の場合はポンプオフしていることが大前提である．ポンプオフしてしばらくは血行動態を観察し，不整脈や循環動態の破綻がないことを確認してから，脱血管を抜くのがよい．何も考えずに抜いてしまい，あっという間に血圧が下がって慌てて入れ直す，などということがないようにすべきである．

　2本脱血の場合は SVC または右心耳，IVC のどちらを先に抜くべきであろうか？　脱血量として多いのは IVC 側であり，片方抜去して部分体外循環

になったときに，ある程度の脱血量を残すためにIVCを残すという考え方がある．

一方，出血のコントロールはSVCや右心耳のほうが行いやすいメリットがある．IVC脱血管挿入部位にポンプオフ後に出血などのトラブルがあると，すでに心房が張った状態なので止血が困難となり，時に重篤な事象につながる．止血面から考えるとIVCを先に抜去したほうが安全と思われる．

抜去後のタバコ縫合の糸を結紮するタイミングにも考慮が必要である．何かトラブルがあったときや，ポンプ再開を予感させる何かを感じるときにはすぐに脱血管が挿入可能である点，場合によっては送血ルートとなりうる点を考えると最後まで置いておいたほうがよいかもしれない．

送血管抜去のタイミング

ポンプ離脱後の状態悪化がないことを必ず確認後，速やかにSVC（または右心耳カニューラ）を抜去する．酸素化や血行動態が悪化するときはすぐにポンプを再開して原因を探る．一番最後にカニューラとして抜去するのは送血管であろう．ポンプ内の残った血液を急速注入できるルートであり，これさえ入っていればいつでもポンプ再開が容易となるカニューラであるため，最後まであると安心である．プロタミンショックがないことを確認してから抜くのが安全と考えられるが，フローがないと血栓が内部にできる可能性があるので，この点も考慮する必要がある．

ルーティンにこだわりすぎず，柔軟に！

筆者はまず再心停止が不要であることを確認してからRetrograde CPを抜去し，心拍動が再開し，ある程度は左室内の空気が抜けた時点でLVベントを抜去している．続いて空気抜きが完璧になったのを確認してから，フル脱血の状態でAntegrade CPカニューラを抜去し，フローを落として結紮する．こうして止血を完成させる．IVCのカニューラを先に抜去し，止血を確認してからポンプオフとし，SVCまたは右心耳のカニューラを抜去している．この際にスネアは残しておき，プロタミンが入り終わったタイミン

グで問題ないことを確認し，送血管を抜去して結紮する．すべてに問題ないことを確認して脱血管のスネアを結紮している．

　しかし，いろいろな状況が出現するのが心臓血管外科手術であり，状況に応じて上記の原則に基づいて，順番の変更を行っている．各自が原則に沿った，もっとも安全な方法を確立し，臨機応変に対応するのが重要であると思われる．

原則的に動脈は静脈より内側にあるはずなのに，なぜ大腿動脈だけ外側にあるのか？

　大切な動脈が静脈よりも内側にあるのは自然なことであるが，ではなぜ大腿動脈だけ大腿静脈の外側にあるのか，考えたことがあるだろうか？ それはわれわれの祖先がまだ四足歩行をしていた頃，外敵に襲われるときには，腹側方向からではなく背側（尾側）方向からの攻撃となるため，尾側から見て安全なのが今の解剖（大腿動脈が腹側から見て外側）ということになる．「"そのようにつくったのじゃ"と神様から聞いた」と私が学生のときの教授が仰った．というか，このような解剖をもつものが生存しえたということであろう（適者生存）．

V．手術総論② 〜ポンプオフから閉創まで〜

カニューラ抜去部の出血はどう止める？

- 大動脈止血の際は血圧コントロールが重要．
- カニューラ抜去部からの解離ではオフポンプ，エントリー閉鎖が可能かも．
- 針孔出血は遠浅作戦．
  （タバコ縫合糸が切れて大出血した場合は項目70参照）

　せっかく主な切開創や吻合部は止血できているのに，カニューラを抜去した部位でトラブルを生じると気持ちも萎えてくる．この操作は，人工心肺を使用する全症例で必要なだけに，確実にマスターしておきたい．
　大動脈に刺入している管，つまり送血管や順行性心筋保護ルートカニューラでしばしば生じる合併症が大動脈解離である．手技も終了に差しかかっているところで生じるため，精神的・肉体的ストレスはかなりのものになる．その予防と，生じてしまった場合の対処法を述べる．

カニューラ抜去時の大動脈解離予防策

　抜去の際に血管壁にストレスを与えないことが重要である．麻酔科に依頼して収縮期血圧を 100 mmHg 未満にしてもらうのが有効であるが，時間がかかる場合もある．そんなときは患者体位をヘッドアップにしたり，IVC をクランプしたりして心臓への流入血を減少させることにより，血圧をコントロールして抜去することができる．

解離が生じた場合の対処法

　確実に治す方法は循環停止下での人工血管置換術である．しかし，全身状態によっては再度の人工心肺が困難な場合がある．内膜組織が肥厚している高齢者などが対象であるが，この際に試してしてみるべき「裏ワザ」がある．通常，カニューラ抜去部からの解離の場合，リエントリーが生じていないことが多い．つまりエントリーを閉鎖すれば，偽腔は血栓化するということである．またエントリーの大きさは，カニューラのサイズであるということである．まず経大動脈エコーで刺入部付近の内膜亀裂を確認すると同時にリエントリー（血流）がないことを確認する．糸針は糸と針の段差が少なく，かつ針が比較的大きい 3-0 Hemoseal を勧める．やや大きめのテフロンフェルトプレジェットを付けて，血圧を可能な範囲（60〜80 mmHg 程度）で低くする．エコーで確実に外膜→内膜とかけたのち，エントリーを挟んで対側の内膜→外膜とかける．対側の空プレジェットを付けこれをそっと締めていくとエントリー閉鎖が可能なことがある．

針孔出血は遠浅作戦

　解離はしていないが，抜去部のプレジェットなどの裏から出血が出て止まりにくいことがある．この際，新たなプレジェット付きをかけるのも 1 つであるが，新たな出血を生む場合もある．これはなぜだろうか？　出血の理由が，カニューラ刺入部からでなく，針孔から生じているからである．この場合，新たな貫壁性の刺入は内膜側のテンションを上げ，さらに針孔出血が起

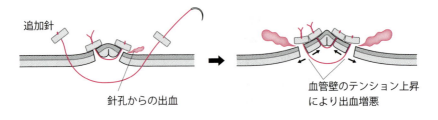
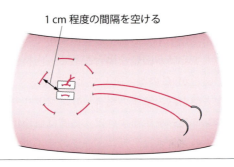

図

きやすい状況をつくる（図）．逆に，内膜のテンションを下げてあげると出血は止まる．プレジェットから1cm程度離れながら，大動脈の外膜組織を5～6針程度円周でかけて徐々に締めてみよう（図）．驚くほど簡単に止血ができる．

また心房からの出血コントロールに困ることがないだろうか．もちろん低圧系であり，フィブリン糊などを使用するが簡単である．しかし，ある程度勢いがある出血の場合，糸針をかけたくなる．この際に大事なことは，壁が比較的厚く，出血点からなるべく近い点に針を刺入・刺出することである．

広く組織を取ると，大動脈の場合と同じで心房壁にテンションがかかり，新たな針孔出血を生じるからである．

V. 手術総論② 〜ポンプオフから閉創まで〜

23

ドレーンは何本必要？
入れる場所，位置は？

- ドレーンは側溝位置を適切に．
- 胸腔ドレーンは透析患者のボリューム管理に有効．

　適切なドレーン留置が，出血の確認や良好なドレナージに有効であるのは自明の理である（図）．しかし，ただたくさん留置すればよいというものではない．挿入に伴う患者の苦痛や多数のドレーンバックによる活動範囲の制限などが生じるためである．筆者はどのような症例でも 19 Fr の多孔性シリコンドレーンを使用している．

心嚢ドレーン

　多孔性シリコンドレーンは側溝に沿って一様にドレナージが利くわけではなく，側溝の開いている部位の一番手前側がよくドレナージできる．ドレーンについている固定位置を示すマークの部位で皮膚に固定すると，刺入部から数 cm の部位がよくドレナージされることとなる．この部位は胸骨下ド

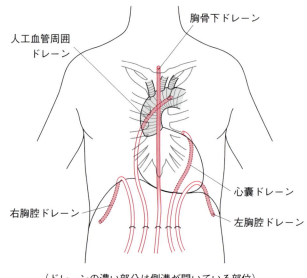

図 （ドレーンの濃い部分は側溝が開いている部位）

レーンでも有効な部分である．心嚢ドレーンは心嚢内をドレナージするのが目的のため，まず側溝が横隔膜面中腹から始まるような位置で固定することが重要である．このドレーンは通常，心臓を裏から回り込み，主肺動脈の左側に顔を出す形にする．ただし，CABG の際にはグラフトとの接触を避けるために，やや心尖側になるようにする．ドレーンが心嚢に入る辺りの横隔膜面心膜に小孔を開けてその穴を通すと，ドレーンが上に跳ね上がるのを防止できる．一方で，マークの部分がもっとも強度が強く，安全に固定できること，胸骨下ドレーンが詰まっても胸骨下の部分のドレナージができるようにと，マークの部位を皮膚で固定するという意見もある．

胸骨下ドレーン

　このドレーンと心嚢ドレーンは胸骨正中切開後に入れない術者はいないと思う．これは胸骨上端までしっかりドレナージできるように，奥に先端を置くようにする．ただし，先端が無名静脈をつつかないように留意する．

胸腔ドレーン

　開胸膜している場合では入れたほうが無難である．また腎機能不全患者では，術後に胸水が溜まりやすく，X腺を見た透析医が胸水を引くために透析で過度な脱水をすると，NOMI（非閉塞性腸管虚血）を生じる可能性があるため，これを予防するためにも両側に挿入したほうが安全である．刺出は剣状突起下でよいが，側溝が胸腔内で始まるようにし，横隔膜上でできるだけ先端が背側に届くように留置する．ここでもドレーンの跳ね上がりを防ぐために，開胸した大穴とは別に，ドレーンが胸腔内に入る部位に小孔を開け，そこを通す．

人工血管周囲ドレーン

　大血管手術では吻合部や人工血管から局所的に出血して血が溜まることがある．人工血管周囲の出血は人工血管感染のリスクにもなるため，ドレーンを留置しておいたほうがよい．この場合も心囊ドレーンと同様に，側溝が人工血管周囲から始まるように留置する．

皮下ドレーン

　創部感染の多くは皮下から始まる．このため，皮下での体液貯留を防ぐために皮下ドレーンは大変有効である．10 Fr の多孔性ドレーンを創部上端まで挿入する．皮下ドレーンは留置せず，死腔を残さない創閉鎖を行うという考え方もある．

Ⅴ．手術総論② ～ポンプオフから閉創まで～

心膜は閉じるべきか？

- 心膜を閉じる利点・閉じない利点を考えて行おう．
- 横隔膜面の心膜はなるべく閉じること．

　そもそも心膜は何のためにあるのであろうか？　心臓を包んでその中に潤滑油があり，心臓が自由に収縮拡張できるようになっている．手術ではこの膜を切開しなければ心臓に到達できないので，当然切開することになる．手術の基本は元に戻すことであるが，心膜を全部閉じると手術で少なからず浮腫(むく)んだ心臓が入りきらず，この心膜がかえって足枷になる．よしんば閉じれたとしても，癒着は少なからず生じるため，心膜本来の機能は失われてしまう．では，心膜を閉じる意義はいったいどこにあるのであろうか．このことは心膜を閉じることの利点，逆に心膜を閉じないことの利点で説明がつく．

心膜を閉じることの利点

　第一に，心膜を閉じることにより，心臓周囲に一定の層（レイヤー）がで

きる．再手術の際に心臓を傷つけるリスクが低下し，癒着剝離も層に沿って行えるため，損傷を低減できる．第二に，心膜断端からの出血を低減できる．第三に，CTR（心胸郭比）の拡大を防ぐことができ，術後のX腺での見た目がよくなる．特に右側の横隔膜面を切開した部位はCTRに影響し，またこの部位の横隔膜筋からしばしば出血を認めることがある．これは閉じることによって予防が可能である．

心膜を閉じないことの利点

本来の状況ではないが，心臓に十分な空間を与えることができるため，拡張障害を防ぐことができる．また開胸膜をすれば，出血に伴う心タンポナーデのリスクは低減できる．CABGの際には，閉じた心膜によりグラフトが圧迫を受ける可能性があるため，このリスクを低減することができる．

これらのことを考えながら，心膜を閉鎖するべきか，しないべきか，検討するのが妥当であろう．たとえば80歳代のCABGであれば，再手術のリスクも少なく，閉鎖に伴うグラフト圧迫リスクもあるため，閉鎖しないというのが妥当であろうし，一方で40歳代の僧帽弁形成術であれば，再手術の可能性があるため，心膜を閉じるのが，後輩たちへの思いやりではないだろうか．

それでは次に，心膜を閉鎖する際のおすすめの方法について述べる．まず前面の心膜を閉じないとしても，右横隔膜面の切開線は出血のリスクがあるため，閉じておく．この際にプロリン糸を用いるが，結紮糸が心臓に接すると心臓を擦り，心囊液貯留の原因となる可能性があるため，心臓に接しないように結紮するのがコツである（図1）．頭側の心膜は通常心膜同士を寄せることができるが，CABGの際にはグラフトが心膜を貫通する部分の空間に余裕ができるように，この部分の心膜に切開線と直角方向に小さな切開を加えておくと安心である（図2）．心膜同士をどこまで寄せられるかだが，開胸器を可能な範囲で緩め，縫合後に指2本が比較的余裕がある程度のレベルにとどめておく（図3）．通常，上方2/3程度は直接閉鎖が可能である．足りない部分は0.6 mmのゴアテックス心膜で閉鎖することができるが，この場合も開胸器を緩めて，ゴアテックスがピンと張った状態で心膜に固定することが重要である．

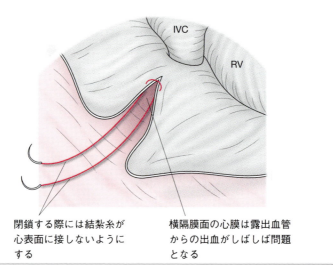

図1

閉鎖する際には結紮糸が心表面に接しないようにする

横隔膜面の心膜は露出血管からの出血がしばしば問題となる

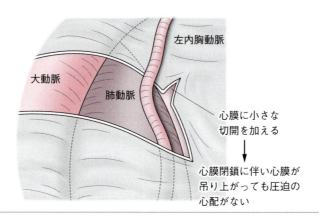

図2

心膜に小さな切開を加える

心膜閉鎖に伴い心膜が吊り上がっても圧迫の心配がない

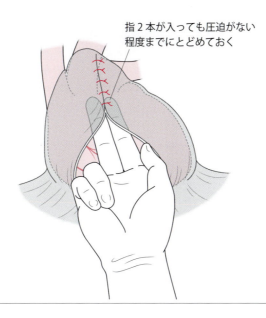

図 3

> 指 2 本が入っても圧迫がない
> 程度までにとどめておく

略語は元となった英語から覚えること

　それぞれの分野で山のように略語が存在する．特に循環器領域では，LAD だの，TOF だの，MVR だの，やたらと略語が出てくる．簡単な略語の意味を若い先生に尋ねると，日本語はするっと答えるが元となった英語は知らない．知らない略語があってもそれを聞かないし調べない．多くの若い医師が東西問わず，その傾向にある．昔ほど，学生の頃に英語を使わないからそうなのだろうが，これはいかん！これでは英語の文献も読めなくなる．JCHO 九州病院では研修医には単語手帳を持ち歩かせ，知らない言葉をすかさず書かせて必ず調べさせている．今後 AI とか自動翻訳が，などと言い訳はなし．ちなみに，ATM は"Automated teller machine"（teller とは銀行窓口係のこと），SUICA は"Super intelligent card"．世の中，略語だらけである．

Ⅴ．手術総論② ～ポンプオフから閉創まで～

一時的ペーシングワイヤー：術後の命綱を確実に！

- 一時ペーシングは患者の命を救うものと肝に銘じるべし．
- 確実なペーシング留置方法を取得し，しっかりとした確認を．

ペーシングの役割を**わ**かっているか？

　一時的ペーシングリードは時には命綱となる．種類には心房リードと心室リードの2つがあるが，もっとも大切なのは心室リードである．患者が術後原因不明の心停止に陥っても慌てずにペーシングをかければ事なきを得ることもある．また，抗不整脈薬が効きすぎて心拍数が低下したときでもペーシングが効けば対処可能である．心臓血管外科医である限りは心室ペーシングがあったことによって窮地を脱した経験は誰しもがあるはずで，確実にかかるペーシングワイヤーがあると思うだけでもその安心感が違う．心室ペーシングはいわば患者の術後管理における「命綱」なのである．したがって，基本的には全例心室リードを入れる対象と考えられる．

　一方，心房ペーシングリードが役割を発揮するのは術後のoutputを稼ぎ

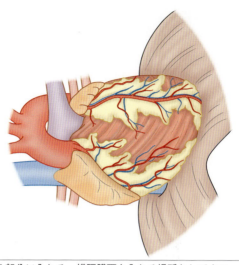

図　心臓の筋肉のある部分に入れる．横隔膜面も入れる場所としてよい．

たいときである．AS に対する AVR 術後で，心筋が分厚く拡張能が低下しているときには心房収縮が前負荷を得るためには必須であり，非常に効果的である．この効果は低心機能症例のときに特に有用で，心機能が低下しており，十分な前負荷を得るために心房を収縮させ，かつペーシングで心拍数をコントロールできるだけで，かなり術後管理のしやすさが違う．したがって，心筋の拡張能の低下を示す症例や心機能が低下している症例では積極的に挿入するべきである．もう 1 つの利点は，術後心房粗動が発症したときのオーバードライブ用のラインとしても使用できる点である（項目 62 参照）．

ペーシングワイヤーの装着の実際

　心室ペーシングには針と一体型になっているタイプのものを使用する．閾値がもっともよいところに植え込むのが理想なのは言うまでもないが，それはどこになるかというと，心筋が直接露出している部分である．心臓の表面は脂肪組織や心外膜組織に覆われていて心筋が直接見えるところは意外と少ない．右心室の前面の LAD に近い部分（図）が比較的心筋が直接見えるこ

とが多い．前面のどこにもない場合は，横隔膜面の右心室を見るとほぼ心筋が直接露出しているところを見つけることができる．この場合，ペーシングによる横隔膜の twitching がないことを確認しておく．

　植え込むときは，その心筋が露出した部分にある程度の深さで刺入し，針をこねないように抜き去ることを基本とする．浅すぎると閾値が悪くなるし，深すぎても穿孔の危険性があるので注意しなくてはならない．刺入する場所は無血管領域（avascular area）を選ぶことも重要である．

　入れるタイミングとしては，最後に閉胸する前に入れる場合と心停止中に挿入する場合の2つがある．ペーシングは一度抜けてしまうと針がない場合に入れ直すことが困難になるので，最後に入れたほうがよいという考え方と，心臓が動いていない心停止中に入れたほうがよいという考え方がある．心停止中の操作が完璧で止血も終了している場合は，心停止中に入れたほうが効率的である．また MICS においては心停止中でないと入れられないことが多い．最後に入れる場合は心室が動いた状態での運針をしなければならない．慌てると簡単に心筋は裂けてしまうし，心臓を抑えすぎると血行動態に影響する．その場合はガーゼなど，滑らないものを用いて指で優しく心臓を固定しつつ，柔らかな運針をするようにする．

　心房ペーシングは糸で装着固定する場合が多い．ペーシングの先端が折れ曲がっているものを用い，心房になるべく多くワイヤーの金属部分が接するようにするのがコツである．方法は，5-0 prolene を用いて心房に Figure of 8 縫合を置いて輪をつくる．その輪にワイヤーを通してそっと結紮する．この際に一番よい場所になるように調整して完全に結紮して固定する．通常は2本必要であり，少し（2.5 cm）離れた場所に入れたほうがよい．右心耳の先端と SVC に近い部分の右心房の尾根の部分がかけやすいし，止血も容易である．これも心停止中に入れる場合は容易であるが，最後に入れる場合には心臓の拍動があるので注意を要する．また，呼吸している肺が邪魔になることがあるので，呼吸を止めるか，助手に肺を圧排してもらうと操作がしやすい．心拡大で右房が右側に偏位している場合でも，右側心膜の吊り上げ糸を牽引すると右房の視野が出やすい．右房ペーシングワイヤー先端の金属部分が大動脈壁に接することは避けるべきである．右房拍動とともに金属部分が大動脈壁を擦り，再開胸となった信じられない合併症を経験したことがあ

る．右心耳から脱血カニューラを入れている場合，抜去後のタバコ縫合止血をする際に，絹糸などで心耳の付け根付近で結紮することがある．この結紮された範囲にペーシングワイヤーを刺入すると，絶対に出血はない．2週間位は問題なくペーシングが可能である．

挿入後は実際にペーシングがかかるかどうかを確認することが重要である．実際に閾値を下げつつ確認し，低い閾値でもかかるかどうかを確かめる．不十分なときはやり直すことも辞さない姿勢が大切である．

意外な盲点が創外に出す刺入点である．通常はドレーンの外側に入れることが多いが，刺す場所によっては下腹壁動脈を貫いてしまう場合がある．これに気づかないと再開胸の原因となる．下腹壁動脈の走行を意識しながら刺出するのがポイントである．長さの調節も重要で，たるみすぎないように，テンションがかかりすぎないように，引っかかって抜けたりしないように，適切な長さにしなければならない．胸骨閉鎖前に刺入部の止血を確認する．

確実にペーシングを装着することは心臓血管外科手術の基本ともいえる．

手洗い場の鏡

その昔，海軍兵学校では，毎朝，制服・制帽を着た自分の姿に寸分の乱れがないか，鏡の中の自分を見て，外見だけでなく内面を見つめて自身を正し，それから1日が始まったとのことである．いくらきちんとしたつもりでも，心に迷いや乱れがあるときには服装の乱れや表情，眼の色に出てしまう．われわれは平穏な気持ちの充実した日々をいつも送れているわけではなく，むしろ人間関係など，世俗の雑念の中で気持ちを乱されながら過ごす時間のほうが多いと思う．しかし，自分の乱れた感情にまかせて日々を送っていては社会生活はやってはいけない．特に手術など，チームワークや集中力を必要とする大仕事にあたってはなおさらのこと，心の正装が必要になる．まだまだ人間ができていない私だからこそ，手術に入る前に鏡の中の自分に問いかけ，これから始まる大仕事のための心の備えを行うようにしている．実は，これは同じく心臓外科医であった父の受け売りなのだが，とてもよい習慣なので今度皆さんも試していただきたい．

V．手術総論② 〜ポンプオフから閉創まで〜

閉胸前の
チェックポイント

- 大切なのは止血，リズム，心機能！ ドレーンの位置も要チェック．
- 閉胸は関門．基準を決めてチェックリストで漏れなし．

　いったん閉胸すると，再度開胸するのには時間もかかるし，新たな出血を生じることもあるため，躊躇される．このため，閉胸前のチェックはたいへん重要である．筆者は以下のようなチェックリストを活用している．

出血が許容範囲内か？（10 mL／5分以下）

　出血しやすいポイントをもう1回，確かめる．奥から順番にチェックするとよい．まずは，心嚢内の血液の溜まり方で心嚢内にactiveな出血がないかを確かめる．次に，心膜切開部や縦隔の脂肪組織からの出血がないかを確かめる．その次は胸骨ワイヤー孔からの出血がないかをチェックする．

血行動態が安定しているか？

　胸骨を閉鎖することにより，血圧が低下しないか，CVPやPA圧の上昇がないかを確かめる．SvO_2の数値も判断に有効である．この値が70を超えていれば，まず問題はない．肉眼的にも圧迫されているところがないかをチェックすることが大切である．

心電図でリズムが洞調律か？
安定しているか？ ST変化はないか？

　心電図で洞調律か，徐脈・頻脈はないか，不整脈がないかを確かめる．ST変化についてもチェックできるので，自分で確認して判断する癖をつけておいたほうがよい．必要があればペースメーカを使用する．

ペーシングリードは抜けていないか？

　ペーシングリードはドレーンや心膜，ワイヤー，ガーゼなどに引っかかって抜けることがある．最終的に閉める直前に，自分の目で確かめる必要がある．

ドレーンは適切な位置に挿入されているか？

　ドレーンも時々跳ねたりして最初に思った部位と違う位置になっていることがあるので，適切な位置にあるかは開胸直前に確かめる必要がある．また，胸骨に挟まれないようになっているかも，初歩的ではあるが確かめておいたほうがよい．頻度は少ないが，ドレーンが挟まって再開胸が必要な場合もある．

CABG閉胸直前のグラフト血流が良好であるか？

　しばしば閉胸操作でグラフトのねじれや圧迫により血流低下することがあ

る．CABG症例では，開胸したときのグラフトの位置と閉胸するときとでは違うことを気にすべきである．最後の最後まで油断しないように位置関係の把握に努めたほうがよい．

閉胸前の十分な洗浄で止血も再確認

閉胸前には胸骨断端，心嚢内，胸腔内（開胸時）を温生食で洗浄する．まず開胸器を外した状態で胸骨止血後に1L，続いて開胸器をはめて心嚢内止血後3L，計4Lの生食を基本とし，開胸膜されているときは片方につき1L，両側開胸の場合は計6Lとなる．洗浄中に生食が赤く染まるようであれば止血が不十分であると判断し，止血操作を再び行う．

スワン-ガンツカテーテル（S-Gカテ）の可動性を確認

SVC/IVCのタバコ縫合糸，右房切開閉鎖糸，またそれらの追加針がS-Gカテを巻き込んでいないか，閉胸前には麻酔科医にS-Gカテを前後に動かしてもらい，抵抗がないことを確認してもらう（項目58参照）．

V． 手術総論② ～ポンプオフから閉創まで～

27

手術の仕上げ
閉胸

- どんなにむずかしい手術をしようと美しい手術をしようと，閉胸がいい加減であれば台無しである．いろいろなやり方があるとは思うが，確実な胸骨閉鎖，皮下皮膚組織の縫合が求められる．

胸骨ワイヤー**本**数

　最近では胸骨固定をより確実にするために，メッシュや金属プレートを用いることができるようになったが，胸骨閉鎖の基本はワイヤーによる閉鎖である．胸骨にワイヤーをかける前に止血を十分に確認しておくことは言うまでもない．胸骨正中全切開では，胸骨ワイヤーは標準的日本人体型の場合，胸骨柄に3本，胸骨体に4本の計7本を置くようにしている．胸骨柄に2本を置くように研修医の頃に習って，そのまま今もそうしている外科医も少なくないが，上肢運動の力がもっともかかりやすいのは胸骨柄であり，ここをしっかりと固定することが胸骨動揺防止の意味でも肝要である．胸骨ワイヤー5本で閉胸する外科医もいると思うが，筆者が米国で臨床トレーニングをしていた頃は，男性も女性も日本人患者より一回りも二回りも大きな患者

であったこともあり，ワイヤー12本での閉胸がルーティンであった．これはワイヤーの本数を増やすことによってワイヤー1本当たりにかかる負荷を少なくし，患者体動や咳嗽時のワイヤー切断，胸骨離断を防止するためであった．実際，米国では朝の胸部X腺像で問題なかった胸骨ワイヤーが，大きな咳をしたために夕方の胸部X腺像ではバシバシ何本も切れていることもあり，少ないワイヤーでは話にならなかった．多いときは15本の胸骨ワイヤーを置いたこともあった．さすがに日本人では10数本のワイヤーを必要とすることはまれであるが，7本は必要であると思っている．体格のよい患者ではさらにワイヤー本数を増やす．ドイツからの文献では，8本以上かけると合併症が減少するとの報告もある[1]．

胸骨ワイヤーの置き方

　JCHO九州病院では胸骨正中切開創が小さめであるため，少なくとも胸骨上部（胸骨柄）にかけるワイヤーはリングワイヤーではなく，小切開でも使用可能な針付きワイヤーを使用している．胸骨柄では均等に3本のワイヤーを，十分な幅をとって表裏の刺入部刺出部が同様になるように，気持ち垂直に（実際には針の形状に沿って彎曲した状態で）なるようにしている．ワイヤー針の把持のコツは，持針器先端で針の彎曲部中央を垂直に把持することである．針先より遠い部分（ワイヤー側）を把持すると力が針先に伝わりにくく，針曲がりの原因となる．若い男性の硬い胸骨ではそれを痛感する．まず右手で持った持針器で患者左側胸骨表面に針をかける場合，左手で胸骨と持針器シャフトを挟むように持ち，針を通す際は左手第1指でシャフトを胸骨へ押しつけるようにすると，針により力がかかって骨を通しやすい．骨を貫通した針を抜く場合は針の彎曲に沿うように抜くように心がける（でないと針が変形する）．患者右側胸骨裏面への刺入部は左側刺入部と対称になるよう（胸部X腺像上ワイヤーが水平になるよう）にする．このとき左手で胸骨と持針器シャフトを挟むように持ち，針を通す際は左手第2〜4指で持針器シャフトを胸骨側に持ち上げるようにすると，針により力がかかって水平になるように心がける．

　リングワイヤーの場合は胸骨にボーンランナー（胸骨穿刺針）を刺入する

際，勢い余って針の先端が飛び出しすぎて，心臓，大血管や肺などを損傷しないようにスプーンなどを胸骨下に置いて臓器を保護する．これ以上は針を押し込まないと思われる長さで第2指を針に添えると，必要以上に針は押し込まれない．患者胸骨左側のワイヤーを通した後，右側胸骨に通したワイヤーを抜く場合，左右胸骨間のワイヤーにループがあると，そのループが折れて折れ目が引っかかってワイヤーを通らないので，ループを矯正してからワイヤーを引っ張る．

白線閉鎖

胸骨を閉鎖する前に糸かけをしていたほうがかけやすい．吸収糸連続で白線閉鎖する施設もあるが，遠隔期にヘルニアをきたすこともあるので，0ネオブレード（サージロン）結節縫合で確実に腹直筋前鞘後鞘をとる．結紮は胸骨閉鎖後に行う．

胸骨閉鎖

ガーゼなどのカウントを確認後に胸骨閉鎖を行うが，相対する左右のワイヤーを左側が下，右側が上になるように交差させる．上の3対を助手，下の4対を術者が，それぞれ両手で持ち，まず胸骨を上に引き上げるようにして胸骨下ドレーンが巻き込まれていないことを確認のうえ，胸骨をワイヤーで寄せる．左右胸骨の段差を正し，助手が上の3対のワイヤーを左右に引っ張り，術者が4本目のワイヤーから順に時計回りに締める（4回まわし）．下の4本を締め終わったら上の3本を締める．ニッパー（ワイヤーカッター）で6〜7 mmの長さで（最後で追加の切断をする必要がないように短めに）切っておく．ワイヤー締め付けはツイスターでワイヤー切断端を垂直に把持し，まずワイヤーを天井方向に持ち上げて胸骨下のワイヤーの緩みがないようにしてツイスターを時計方向に3〜4回ねじ上げる．ツイスター回転時はワイヤーの牽引をしてはならない．牽引しつつねじると高率にワイヤーが切れる．ワイヤー断端を折り曲げる際，ワイヤー水平の部分にツイスターが干渉すると，ワイヤーの水平部分が上に押し上げられるように曲がってしまう．

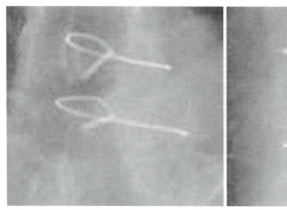 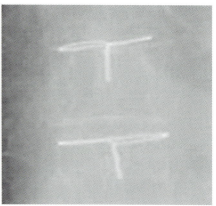

A) ツイスターが干渉すると，ワイヤー水平部分が上に押し上げられるようにワイヤー断端が曲がってしまい，強度が落ちる．

B) ワイヤー断端の正しい曲げ方．

図

　これは胸骨固定強度を減弱させてしまい，術後胸部X線像上もカッコいいものではない(図)．こうならないように意識してワイヤー断端を上から下(頭部から尾部)へ折り曲げる．

皮膚閉鎖

　吸収糸を用いて3層連続縫合にて閉鎖している．第1層は下は骨膜，上は真皮をとるつもりで，死腔を確実に閉鎖するように閉じていく．脂肪組織だけとっても組織が切れて死腔が残る．2層目，3層目も必要があればHorizontalではなく，Verticalに運針して死腔を閉じる．上記の原則を守らなければ，皮下脂肪の少ない標準的日本人患者では何とかなっても，肥満患者では高率に創部哆開をきたす．

---

1) Kamiya H, et al: The number of wires for sternal closure has a significant influence on sternal complications in high-risk patients. Interact Cardiovasc Thorac Surg **15**: 665-670, 2012

VI. 止血について

28

見逃しやすい出血，よくある出血

- 止血操作はルーティン化しよう．
- よくある心囊外出血を見逃さずに．

　出血再開胸は仕方がないこともあるが，注意していると多くのものは回避できる．心囊外の止血操作は，正中切開であれば，どんな術式でも変わらない．ルーティン化して確実に止血して，枕を高くして寝られるようにしよう．

心囊内か心囊外かを確認する

　スポンジガーゼで心囊外を覆い，心囊内を生食で洗う．この際に横隔膜面から注入して肺動脈根部に上がってくる液体が赤い場合は，心臓後面からの出血である．
　前面の出血点はバルブシリンジで生食をかけることによって出血を薄め，早く赤くなりだすところが出血点である．

よくある心嚢外出血

右側胸膜-横隔膜間
　ここを切開すると僧帽弁の視野がよくなり，またOPCABでは心臓脱転時の血行動態悪化を防げる．横隔膜の筋肉が露出することになるが，しばしば動脈性の出血を生じることがある．Oozingも見逃さないほうが安全である．もし心配であれば，切開部を閉鎖しておくことも安全策の1つである（もちろん左側も出血しやすい場所である）．ある外科医は出血の原因となる頻度の高さから，この近辺の動静脈を"再開胸動静脈"と呼んでいた．

胸腺組織
　胸腺への動脈は主に内胸動脈から分岐している．CABGで両側内胸動脈を使用している場合は出血のリスクは少ないが，それ以外の手術では出血のリスクがある．左右の葉間で剥離するか，離断する両端を結紮しておいたほうが安全である．出血している場合も，電気メスでは再出血のリスクがあるので，広い範囲を糸で結紮止血しておいたほうが無難である．

剣状突起前面の静脈
　この血管がしばしば再開胸になることがある．静脈性の出血が多い場合に，この部位を圧迫すると止血できるときがある．止血したつもりが，出血が始まることがあるので，閉胸前に再確認が安全である．

ワイヤー孔からの出血
　これは確実に止血しておいたほうがよい．出血する理由は，骨髄からの出血の場合と骨被膜からの出血の場合があるが，多くの場合は骨髄からの出血である．刺出部のみをZ字もしくはU字で結紮処理すると，胸骨閉鎖時に刺出部が裂けて出血することもある．このため，骨髄の密度を高くすることによって止血するほうが有効である．具体的には，ワイヤー刺出部を跨ぐようにZ型に太めのモノフィラメントをかけ，結紮して骨髄の体積を減らす法，骨髄に1cm角程度のサージセルを骨髄に詰め込み，骨髄密度を上昇させる方法が有効である．

その他
　大動脈手術で切除した大動脈遺残組織（壁断端）からの出血が再開胸の原因となることもままあるので，ここを十分に止血しておく．

胸骨上端の頸部付近も時々大きな静脈が走行しており，後から出血すると再開胸の原因になるので，確実に止血しておく必要がある．このときは結紮やクリップがよく，電気メスのみの止血は避けたほうがよい．この部位の血管は開胸器をかけていると牽引されて出血しないが，開胸器を外すと出血しだしたりする．

止血操作のルーティン化

　まず心膜断端を助手側の頭側から時計回りに確認していく．途中で左右胸膜と横隔膜の間にoozingもないことを確認する．心膜を締めたら次は胸腺組織である．生理食塩水をかけながら出血を確認する．胸骨断端を頭側から尾側に向かって止血を確認する．このとき，剣状突起前面の静脈，胸骨上端近辺の血管はよく確認しておく．ワイヤーをかけた後にワイヤー刺出部を確認する．

止血するかどうかの判断

　閉胸時にちょっと赤いかな，もう少し止血をしたほうがよいかなと感じるときがあると思う．ワイヤーを締めた後にワイヤーをカットして開胸すると，ワイヤー孔出血や新たなワイヤーで出血を生じる可能性もある．そんなときはワイヤーを半周だけ締めて，ドレーンの5分間出血を確認しよう．5分で10 mLだと1時間で120 mLの計算になる．10 mLを超えるようならワイヤーを半周ほど逆に回せば胸骨が開くし，ワイヤー締めによる曲がりも軽度で，そのまま開胸することができる．このあたりを目安にすれば，かなりの確率で再開胸を防げる．

Ⅵ. 止血について

29

止血のための運針：ここぞというときの決め技！

- 止血のための糸かけの原則を理解する．
- プレジェットを使う方法，使わない方法の使い分けを行う．

止血の際に考えておくべきこと

　心臓血管外科医として一人前になるには，止血を確実にできるようになる必要がある．一番確実な止血法は出血部位に1針かけることである．どのような糸でどのような運針で止血するかを決めるには，その判断となる根拠が必要である．

　まずは，出血の状況を的確に把握する必要がある．
- 動脈性の出血か？　静脈性の出血か？
- 出血点の組織性状は脆いかどうか？
- 出血点の位置〜深いか浅いか？
- 出血点の幅，出血の度合いは？

- グラフト流量に影響する部分かどうか？
- 血流に影響する部分かどうか？

次にそのような運針の止血をするかを判断する．
- Z縫合
- マットレス縫合
- 単結節
- タバコ縫合
- 補強の有無
- 糸の太さ，種類
- 全層か外膜だけか？

以上のことを瞬時に判断したうえで，どの方法にするかを選ぶ必要がある．原則としては，面を合わせて止血すべきか，周りから囲むように止血するかを考え，組織の脆さを評価したうえで適切な補強が必要かを判断する．しっかりとした外膜が残っている場合は補強は不要である．同じ組織でも患者の年齢，性別によっても異なるので注意を要する．出血している部位を確実に同定し，針穴をこねないように運針しなければならない．結紮も針穴にテンションがかからないように，in-situ で丁寧に，組織を injury しないようにする必要がある．これらの手技は簡単なようで実はむずかしい．初心者はすぐにこねてしまい，かえって針穴からの出血が悪化する場合があり，結紮のときに組織を引っ張りすぎただけでも出血が悪化することがある．動いている心臓への運針や深部での運針が必要な場合もあり，いろいろなシチュエーションで正しく，こねないように，針の彎曲に沿った運針をする練習は，常日頃から行っておくべきである．

プレジェットを使って止血する方法

プレジェットを使用して止血する場合には，そのメリット・デメリットを理解する必要がある．一番のメリットは面で縫着できる点で，脆弱な組織にも対応でき，心臓血管外科医である以上は止血法として習得しておかなけれ

ばならない．デメリットはいったん結紮してしまうと止血が効果的でなかった際の止血点がわからなくなることと，異物プレジェットの場合には癒着が酷くなって再手術の際に困ることで，プレジェットを使って止血する場合はこのことを念頭に置いておく必要がある．筆者は裂けると大変なことになる脆弱な組織からの出血や，止血のための運針をできるだけ減らし，1回で止血を決めたいときに使用する．頻度が多いのは脆弱な静脈系の組織で，脱血管の抜去部や左右心房の縫合部，超高齢者の止血のときに多用するようにしている．また，大動脈壁が薄い場合の大動脈の送血管抜去部からなどの止血，大動脈吻合部の止血にも有効と考えている．

　プレジェットの材料としては，いろいろなものがある．代表的なものはフェルトを適切な大きさにトリミングしたものであるが，材質によっては硬すぎてかえって問題となることがあるので注意を要する．また，人工物を残したくない場合にも不向きである．そのような場合は，自己心膜を適切な大きさにトリミングすると効果的な止血ができる．ウシ心膜をすでに使用している場合には，それを用いてもよい．また，切除した大動脈壁や使用したホモグラフト組織をプレジェットとして用いてもよい．

　実際の運針は，確実に出血点の両側をU字型に縫合できるように，平行に均等な幅でかけるようにする．ここの幅もプレジェットをU字にするときの幅より同等または大きめにする必要がある．プレジェットはうまくいかないとかえって止血が困難となる場合があり，確実な運針の幅と平行になるような運針をどのような角度でもできるようにマスターする必要がある．（※カニューラ抜去部の止血については項目22参照）

プレジェットを使用しない方法

　プレジェットを使用しない場合の原則は，確実に出血点を見極め，適切な方法で針をこねないように糸かけし，組織にテンションがかからないように確実に結紮することである．心臓血管外科は止血が命であり，確実な止血への判断，手技は常日頃から準備しておかなければならない．将来的にあるかもしれない再手術時の癒着防止を考え（脆弱な組織では上記のようにプレジェットを用いた止血が必要であるが），多くの場合でプレジェットは必要

としない．成人の大動脈，右房・左房，大静脈などでは，4-0 Prolene RB-1 針の Figure of 8 で事足りる．この際，動脈系は全層はとらず，静脈系は全層をとって針をかける．

"もっとも重要な凝固因子は外科医"
—Moshe Schein "*Aphorisms & Quotations for the surgeon*" TFM Publishing Ltd., 2003
（古瀬彰 訳『外科医へ贈ることば：古今の金言・苦言1142』南江堂，2009 より）

ミトラ（マイトラル）

学会発表のスライドを見ていると，"僧帽弁"を"僧房弁"と書いていることが少なからずある．房室弁なのでこう書き間違うのであろうが，この誤字は若者だけでなく，結構ベテランのドクターにも見られる．そもそも"僧帽弁"とは僧侶の帽子（ミトラ）に似ていることから名付けられものである．Mitral を辞書で引くと，①司教冠の；司教冠に似た，僧帽状の，②《解剖学》（心臓の）僧帽弁の；mitral valve，と出てくる．つまり僧侶が被った帽子を逆さまにした状態に似ているため，ミトラ（僧帽弁）と呼ばれるわけである．だから，これからはスライドで"僧房弁"ではなく"僧帽弁"とするように．

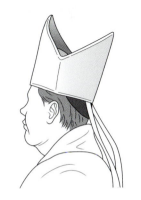

Ⅵ. 止血について

止血薬の
こだわり使用法

> ・フィブリン糊にはゼルフォーム®.
> ・サージセル®は最小限に詰めよう.

　どんな動作にもアクセルとブレーキがある．われわれの手術では，血液を流す，止血するがこれに当たる．車もよいブレーキがあるからアクセルワークが楽しめる．つまり，止血テクニックが高ければ，それだけ複雑な手術に挑んでいけることになる．
　糸と針で止血したいというのは外科医の本能であり，止血できた場合の満足度は高い．しかし，組織が脆弱だったり，微小出血が無数にあったりする場合や，圧迫止血を止めて糸針をかける間に出血が大量になってしまう場合など，糸針だけでは対応困難な状況がある．ここではそれぞれの状況でのこだわりの止血薬使用法を伝授する．

組織が脆弱な場合

　この場合は点ではなく，面で押さえる必要がある．プレジェットを使用するのもある意味では面で押さえるため有効であるが，これで出血してしまうと出血点がわかりにくくなるという問題が生じる．面で押さえるには基材と糊が必要になる．筆者はゼルフォーム®を圧縮して，これの両面に糊を付けて圧着2〜3分を多用している．止血効果が高いこと，ゼルフォーム®が安いこと，止血された痕が柔軟であるため，冠動脈吻合部などにも応用可能といったことが利点である．サージセル®は酸性であり，糊の効果を減弱させるので，ゼルフォーム®のほうが相性がよい．タコシール®は開ければすぐに使えるのがよいが，基材の片側にしか止血薬が塗っておらず，水分で膨らんでしまうため，耐圧性で劣る．サージセルニューニット®にハイドロフィット®を塗って圧着する方法も圧着時間が1〜2分と，気の短いわれわれ心臓血管外科医にとっては力強い味方である．

微小出血が無数にある場合

　これは明らかに血液性状の問題である．最近ではROTEM®（外因系機能，内因系機能，フィブリン重合能，線溶能，ヘパリン残存状態を個別に測定することにより，どの要素が不足しているかを検査する装置）を用いることによって，何が不足しているのか検査が可能であるが，結局は赤血球，FFP，血小板やプロタミン，トラネキサム酸など全部使用してしまうことが多い．大事なことは，止血を行う際に輸血を小出しにしないことである．貧血がある場合は粘性度が低下して止血しにくい．Hbを12 g/dLまで上昇させながら，血小板，FFPを投与していく．目安はPT-INRやフィブリノゲンが正常になるまでFFPを投与し，血小板が10万/mm^{3}を超えるまではしっかりと投与する．さらに，ACTが延長している場合はプロタミンを投与し，カルシウムが少ない場合は補充する．それでも止まりにくいときはFactor Ⅶも1つの選択肢である．保険適用ではなく，高額であり，また過量投与で全身塞栓症の報告もあるため，少量（1〜2 mg）投与を勧める．

　以前，収縮性心膜炎に対する心膜切除施行後の心表面の全周性びまん性出

血（Oozing）に対し，心表面全体にアリスタ粉末（5 cc）を散布することで，びまん性出血をコントロールすることができた経験がある．もちろん，止血完了後は温生食でアリスタ粉末を洗い流した．

糸針をかける間に出血が大量になってしまう場合

　この場合は人工心肺を使用して返血できる状況にし，糸針で補修したほうがよい．どうしても糸針だけでは止血しにくい場合，ガーゼで圧迫できるようならそのガーゼをサージセルニューニット®で代替する．ガーゼのように取り除く必要はないが，2枚，3枚と大量に使用すると，術後に発熱を生じることが多くなる．止血できたらなるべく取り除いておいたほうがよい．

Ⅶ. 手術各論① ～冠動脈バイパス術～

31
冠動脈バイパスグラフト最適化テクニック

- 剝離の際はレイヤー（層）を意識しよう．
- 血管の拡張はゆっくりと．

　よい CABG を行うにはどのような要素が必要であろうか．それにはまず，よいグラフトが必要である．ではどのようなものがよいグラフトと呼べるのだろうか．第一に採取時に損傷が最小限であること，第二に血管径が適切な太さであること，第三に吻合時に十分な弛緩・拡張が得られていることである．これらをマスターすれば，CABG の半分は成功したと言っても過言ではない．

　特に，内胸動脈は 1 本 LAD（左前下行枝）に流れていると術後 10 年までは健常者と生命予後が変わらなくなり，左冠動脈領域に 2 本流れていると 10 年を超えて生命予後を改善させる．つまり，この血管が生命を左右するのである．どのようなデバイスを使用して剝離し，保存していくのが最適であろうか．

　本項では，内胸動脈と静脈の最適化法について述べる．

使用するデバイス

　内胸動脈を採取するには，電気メスを使用する方法と超音波メスを使用する方法がある．どちらでも慣れているほうがよいが，筆者は熱損傷が少ないので超音波メスを使用している．静脈は基本的にはメッツェンで剝離し，必要な部分だけ電気メスで採取する．

最小限の損傷にとどめるコツ
〜レイヤーを意識しよう〜

　まったく損傷がないというのはむずかしいが，最小限にとどめることは可能である．内胸動脈を超音波メスで損傷するのは，狭い視野で枝や本幹を傷つける場合と，過度の牽引で内膜を損傷する場合である．これらを防ぐには，レイヤーを意識する必要がある．内胸動脈は内胸静脈と同じシースに入っている．このシースをどこかで切開すると，静脈と動脈の間が自然に開く．内胸静脈の直上でシースを切開すれば，動脈を傷つけることなく静脈との距離をつくることができる．その後，十分に距離が開いている動静脈間で枝を処理するのはそれほどむずかしくはない．内胸動脈の枝は肋骨上にはなく，肋間（特に肋骨下）にあるという原則を知っているだけで安心感が違う．

　大伏在静脈の場合は，最近では en bloc で採取し，採取後に静脈を高圧で拡張しないようにすると静脈の損傷が最小限で，開存率が向上するという報告がある[1]．確かに，LAD に吻合する場合は開存率＝生命予後となるため，この方法がよいのかもしれない．しかし，伴走する神経もなくなり，創部感染も確率が上昇する．筆者は剝がしすぎない程度に静脈周囲を剝離して使用している．この場合も静脈が走行しているシースを見つけ，そのレイヤーに沿って剝離を行う．

血管径が適切な太さであること

　内胸動脈が比較的太い場合，右内胸動脈（RITA）-LAD にすると，左内胸動脈（LITA）が回旋枝領域全域をカバーできるため，魅力的なオプション

となる．しかし，RITAが胸骨正中直下を横断することによる再手術時の危険性を考慮し，この方法を避ける外科医も少なくない．また，内胸動脈の枝分かれが比較的早くて吻合部位の血管径が小さくなってしまう場合がある．このようなときには，確実にLITA-LADとして，RITAをフリーグラフトとして使用することを勧める．静脈は術前にエコーで血管径を測定しておくと，適切な静脈が採取できる．しかし，太すぎる血管しかない場合は，冠動脈との吻合を側々吻合とすることで理想的な吻合部が作成できる．ITAフリーグラフトは，その壁厚の違いから，直接大動脈へ吻合すると狭窄する可能性があり，また静脈グラフトの中腹で吻合するYグラフトだとスティール現象をきたしたりするので，静脈グラフト近位側吻合部直上へのVグラフトが有効である．

十分に弛緩が得られていること

　十分に弛緩が得られていない状態で吻合すると，吻合後に吻合部以外の組織が弛緩することにより，相対的に狭窄を生じてしまう．このため，吻合前にしっかり弛緩させる必要がある．塩酸パパベリンは安価で強力な血管拡張薬であるが，pH 3～4と酸性度が強く，直接血管内に注入すると内皮障害を生じる．このため，血液と十分に混和してから注入するとよい．筆者はこの問題点から，ミルリノン10 mgを50 mLに溶解し，内胸動脈内に0.5～1 ccほど注入している．剝離が終了してヘパリンが投与された後に，末梢を離断して内胸動脈内に注入する．注入後に末梢をクリップで閉鎖することにより，血圧＋ミルリノンの効果でゆっくり拡張していく．静脈の場合は，生理食塩水で内腔の血液をフラッシュした後に，圧をかけすぎないようにシリンジで血管を拡張しておく．血圧を超えない範囲（150 mmHg未満）で拡張しておくことが大切である．

---

1) Samano N, et al: The no-touch saphenous vein for coronary artery bypass maintains a patency, after 16 years, comparable to the left internal thoracic artery: A randomized trial. J Thorac Cardiovasc Surg **150**: 880-888, 2015

32 バイパス枝を確実に同定するコツ

- 大心静脈は LAD の左室側を走行する.
- 冠動脈造影は本幹との分岐角,静脈との関係,末梢の枝ぶりに注目しよう.
- マーキングには,剥離＋インクによるマーキングが確実.

　ターゲット血管を同定できるかどうか,これは大切な問題である.術後の造影検査で間違った枝につながったバイパス血管を見たことがない人はいないだろう.そのときの循環器内科医の反応はまちまちであろうが,左前下行枝につなぐ予定が対角枝に吻合され,さらにその間に狭窄があれば,寒い雰囲気になるのは間違いない.やはり計画どおりに吻合するに越したことはない.

　ターゲットを見誤るのは,脂肪内や筋肉内走行していて枝が見えにくかったり,枝が近接走行したりしていることが主な原因であろう.もし心臓CTが撮影されていれば,これらの問題に対して比較的簡単に対応可能である.ターゲット血管が脂肪や筋肉に覆われていないか,近接する枝まで○○

mmといった具体的な距離がわかれば，見つかりにくいことはあっても，まず間違うことはない．

また心表面エコーがあれば，術中に心筋内や脂肪内を走行している血管を比較的容易に発見できる．スタビライザーでターゲットがあると思われる近辺を固定し，走査することにより，その走行を観察できる．

では心表面エコーや心臓 CT がない場合，造影検査だけでどこまでターゲットに迫れるだろうか．不安定狭心症など準緊急ケースや腎機能低下が著しい患者では心臓 CT は行われないことが多い．大切なのは解剖の原則と静脈の走行，ターゲット血管末梢の枝ぶりである．

大心静脈は LAD の左室側を走行する

大心静脈は LAD に並行しているが，必ず左心室側を走行している．右室の静脈枝が LAD を乗り越えて大心静脈に注いでいるイメージをもっていればこの位置関係を覚えられるだろう．実際，LAD を剥離する際に乗り越えている静脈の処理が必要になることはしばしば経験していると思う．

冠動脈造影検査でターゲットと静脈の位置関係を確認する

側壁〜後壁では，特に似たような血管が走行して間違いやすい．静脈の走行を覚えていれば，その左側，右側，あるいは途中で跨いでいくなどの位置関係で発見できる（項目 01 参照）．

心基部近くに注目する

よくあるのが，この血管が右冠動脈の終末枝か，左冠動脈の終末枝か迷うことである．このときは心基部をよく見てみよう．どちらの方向から向かってきているのか見ることができる．ただし，冠動脈によっては鋭角に分岐することもあるので，この分岐角を記憶しておくことも重要である．

冠動脈末梢は脂肪や筋肉に覆われていないことが多い

　ちょうどつなぎたい部分は脂肪や筋肉に覆われているが，よく観察すると，末梢部分が見えていることが多い．冠動脈造影検査の際にその末梢が最後に何本に分かれて，その枝が比較的まっすぐなのか，それとも pig tail のようになっているのかなど，特徴を記憶しておくと役に立つ．

　※心筋内冠動脈の特徴：CAG 上絞扼所見（squeeze）あり，直線状の走行をする．彎曲している部分は心表面を走る．

　それでは，血管が見つかった後にその場所をどのようにマーキングするのがよいであろうか．心停止下で行う場合は，血管が虚脱すると見失ってしまうことがある．皮膚ペンでマーキングをしていても，他の枝をつないでいる間に見えにくくなることもある．筆者は血管を同定した際に，ビーバーメスで簡単に剝離してから同部位に皮膚ペンでマーキングしている．剝離することにより粗雑な面になり，皮膚ペンのインクがとどまりやすくなる．

　心停止下バイパスでは心停止後にターゲットを確認するのはしばしば困難なため，心臓を止める前に人工心肺下心拍動下で心臓を十分に脱転できるようにして，すべてのターゲットを剝離して確認する．心停止後，確認したターゲットを見失うことがあるので，ペンから引き抜いたペンの芯でターゲットの左右にしっかりとマーキングをしておく（項目 77 参照）．

Ⅶ. 手術各論① 〜冠動脈バイパス術〜

33

心停止下CABGの無血視野出し法：常に目の前に吻合口が！

- 心停止の利点である目の前での吻合をできるようにするコツをつかむ．
- コストを考えるなら2枚ガーゼ，ストッキネットを駆使する．

領域別に見た視野の展開方法

　心停止下のCABGではターゲットをなるべく目の前にもってくるのが重要である．各術者によってやり方はさまざまであるが，各領域別の原則を理解することは重要である．

LAD領域

　視野展開がもっとも容易な領域である．基本的には心臓の側壁〜心尖部を術者側に寄せることでLADは術野の真ん中にくる．

　もっともオーソドックスな方法は心臓の左側に心臓を持ち上げるものを挿入することである．2枚ガーゼであったり，水を入れた手袋も有用である．Starfish®が使用可能なときは用いると簡単に展開できる．LIMA sutureを使用するのも可能である．ストッキネットを使用する方法（後述）もあるが，

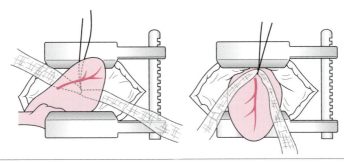

図　ストッキネット法

どれも図のようなポジションにすることが原則である．

心停止下の場合は心臓が全体的に縮んでいるので，LAD領域が伸びるようにたるみをとるためにツッペルを用いて心尖側に引っ張ると，さらに良好な視野が得られる．

LCx領域

もっとも工夫を要する部位である．上手に展開するとAV groove付近の視野も良好に出すことができる．原則は心尖部を持ち上げるようにして引っ張りつつ，少し左にひねりながら心尖部を術者側に倒すことである．このときに心基部に2枚ガーゼを2〜3枚入れたらさらに術者に近づき，より良好な視野展開が可能となる．

その後に心尖部を適切な部位で固定するのだが，このときにいろいろな方法がある．もっともオーソドックスな方法は手で押さえることである．第1または第2助手に持たせる場合はガーゼを用いて滑らないようにするか，助手に綿手袋をはかせて展開する方法もある．Starfish®とOctopus®の両方が使用可能なときは容易に固定できる．ストッキネットを使用して心尖部を固定することも有用な方法である．

RCA領域

RCA #3の領域の展開の際はAcute Marginの部分を頭側左側に引っ張るのがよい．これもStarfish®があると容易であるが，通常は助手に引っ張ってもらうのがよい．または心臓の背側にガーゼを通し，横隔膜面のみ引っ張り出す方法も可能である．

4PD や 4PL 領域の展開の基本は，心尖部をそのまま上に持ち上げて頭側に引っ張ることである．助手に押さえてもらうのが有用な方法であるが，これも Starfish®や Stabilizer®を使用すると容易である．2 枚ガーゼを心基部に入れて展開する方法もある．

　その他に，ネットを使って展開する方法もある．

コストパフォーマンスのよいストッキネット法

　基本的には，心停止下で CABG を行う際は極力デバイスを使わないようにするとコストダウンにつながる．2 枚ガーゼを使用するといろいろな方法で効果的に視野の展開が可能となるが，経験に左右されることが多く，再現性を獲得するのに若干の時間を要する．ストッキネット法は比較的簡便で応用範囲も広く，マスターしておいて損のない方法である．

　まず，心臓を脱転し，左下肺静脈の尾側やや左側の通常の LIMA suture をかける場所に 3-0 prolene 糸をかけ，その間にストッキネットを通して通常のターニケットで固定する．

　LAD 展開の際は図のごとく，ストッキネットを左側頭側と横隔膜面から正反対に尾側に引っ張ると容易に展開される．

　LCx 展開の際は心尖部を持ち上げて脱転した後に，ターゲットを挟むように両方のストッキネットを術者側に引っ張ることにより心臓が固定される．心基部に 2 枚ガーゼを入れると，より術者側に持ち上げることもできる．

　RCA #3 展開の際はストッキネットを横隔膜面に持ち上げると，Acute margin がローテートして #3 が見やすい位置となる．

　4PD や 4PL 展開の際はストッキネットを両方横隔膜面に引っ張って心尖部を持ち上げてから，両方のストッキネットを頭側に牽引するとよい．

　まだ使ったことのない人はぜひ試してみてはいかがであろうか？

Ⅶ. 手術各論① ～冠動脈バイパス術～

心停止下CABGグラフトの長さ合わせ：心停止を解除したらグラフトが折れ曲がってしまった!?

- 心臓が虚脱すると大きさが変わってしまうことを理解する．
- いろいろな長さ合わせをマスターする．

心停止下でのグラフトの距離合わせは意外とむずかしい

　OPCABではあまり苦労することはないと思われるが，グラフトの長さ合わせは心停止下のCABGでは重要な要素となる．グラフトが長すぎると折れ曲がってしまうし，短すぎるとグラフトが引っ張られすぎたり，時には吻合部が破綻したりしてしまう可能性がある．したがって，グラフトの長さの決定は非常に重要である．

　心停止下では心臓は虚脱し，充満して拍動しているときとはまったく異なる様相を呈する．このため，先達の先生方はさまざまな工夫をしていたが，最近のOPCABの隆盛に伴い，特に若手の先生には意外とこの事実を知らない人が多いと思われる．ここでは，いろいろなピットフォールを述べる．

心停止前にすること

　心停止するまでにもグラフトの長さを合わせるためにしておいたほうがよいことがある．まずは心停止前に吻合予定部をすべて同定して決定し，マーカーで印をつけたりビーバーメスで切開する，電気メスで軽く焼灼するなどして印をつける．ITA を使用する場合には縦隔組織を剥離して実際のルートに ITA を通して目標部位に誘導し，適切な長さを決めておく．AC バイパスとなる場合は多少手間であるが，目標とする部位と大動脈の吻合予定部位を絹糸で結び，目標とする長さで切離して長さのマーカーをつくっておくと後で迷わずに済む．実際に使用するグラフトを誘導して印をつけておくのもよい．このときはフル脱血の状態ではなく，多少 CVP を上昇させ，心臓を通常の大きさに近づけてから行うべきである．

　心停止前に多少手間となるが，慣れると時間もあまりかからないようになるので，後々の安心感を得るためや心停止時間を少しでも減らすために行っておくほうがよい方法である．

心停止後にすること

　心停止後に長さを合わせる際は，吻合終了ごとに CVP を上昇させて，ある程度心臓を拡張させ，長さを合わせるのがオーソドックスである．特に Sequential 吻合をする際にはこのような形で合わせるしかない．短すぎるよりも少し長いくらいが後でも調整可能であるのでベターであるが，長すぎると Kink するので要注意である．CVP の上昇具合にも注意を払いつつ，なるべく人工心肺離脱時の大きさをイメージできるようにしたほうがよい．

　大動脈側中枢側吻合部位の長さ合わせも同様である．静脈グラフトの場合はある程度の圧をかけ，拡張させて内腔を確保したうえで長さを合わせる必要がある．拡張すると見た目の長さと異なる場合があるので要注意である．ITA グラフトの LAD への長さ合わせにもこの方法でよい．基本手技なのでマスターすべきである．

大動脈クランプ解除後

　それでもクランプ解除後にグラフトが長すぎる場合もある．たいていは上記のような注意をしておけば，少しグラフトがカーブを描くように位置を配置するとよい．このときはフィブリングルーなどを用いて固定すると安心である．胸骨を閉じた状態でのよい位置をチェックすることが重要である．特にグラフトが長い場合は，開胸している状態では大丈夫でも，閉胸するとKinkするものもあるので注意を要する．

　デクランプ後に静脈グラフトが想定したより短くて焦ったときには，静脈グラフトに塩酸パパベリンなどの血管拡張薬を振りかけることでグラフトが伸びて，何事もなかったかのようにちょうどよい長さになることもあるので，気を静めてお試しあれ．

　CABG手術ではグラフト圧迫の原因にもなるので，閉胸前の心膜閉鎖は行わない．ただし，将来あるかもしれない再手術時の再開胸に備え，上行大動脈前面の静脈グラフト（近位側吻合部も含め）は脂肪組織で覆っておく．

---

do. 処方

　30年以上信じてきたものがそうではなかったことを知ったときの衝撃は結構なものである．処方箋を書くときに前回と同じものを処方する際によく使う"do処方"というのがある．これは全国どこでも"ドゥーしょほう"と言っている．同じことを"行う"という意味で"do"という動詞を使うんだ，と先輩に教わり，便利なので長年そうしてきたし，後輩にもそう教えた．しかし，これが違った．正確には"do. 処方"であり，doの後にピリオドがつく．"do."とは"ditto"の略であり，"ditto"とは"同じく"という意味である．"ディット"ではなく"ディトウ"と発音する．決して動詞の"do"ではなかった．知らなかった…．

Ⅶ. 手術各論① 〜冠動脈バイパス術〜

35

OPCABでは心臓の拍動を感じ，周囲との協調により安定した吻合を！

- 心拍動下の心臓の形を意識する．
- デバイスを使いこなし，麻酔科とのコラボをしっかりと．

心拍動下の理想的な心臓の形を考える

　OPCAB を成功に導く重要な要素の１つに，術者が comfortable に吻合できる視野を得ることがある．心臓の形を意識しながら視野を展開するのがコツである．基本は心臓の血液の流れを邪魔しないような形を保ちつつ，各ターゲットの解剖学的位置関係を理解したうえで固定する必要がある．
　LAD の場合は心尖部を左上に挙上する必要がある．そうすると心房が右にずれて圧迫されるので，それを開放する必要がある．IVC 側の心膜を切開すると心房が右胸腔の位置にずれ，血行動態が維持される．心尖部を挙上するのには２枚ガーゼや水を入れた手袋を心臓の後面に入れるのが簡便な方法である．ストッキネットを使用して展開することも可能で，LIMA suture を置くのもよい．

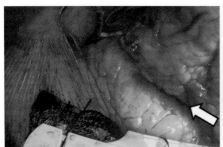 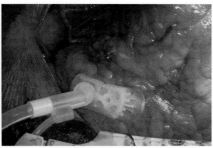

A) 心臓脱転による右室流出路の折れ（矢印）．血行動態破綻の原因となる．　B) Tentacles®の他のcupによる右室流出路折れの矯正．

図1

　LCXやDXなどの側壁の展開の際はさらに心尖部を挙上する必要があり，心臓の形を考えるとほとんど垂直に立ったような形になる必要がある．心臓がつぶれると血行動態が破綻をするので，なるべく生理的な形態を保つ必要がある．Starfish®を代表としたSuction deviceを用いると，容易にその形状を保つことができる．LIMA sutureをいくつか使用したり，左側の心膜を胸骨にひっかけるようにしたりして左側の後壁の心膜を吊り上げるようにしてもよい．そのとき2枚ガーゼを心基部に入れるとサポートになる．もちろん，LAD領域の部分のときよりさらに右心房が圧排されるので，右胸腔に落とし込めるように，IVC側に心膜を切り下げるだけでなく，SVC側の心膜を切り下げるのもよい．このとき右側心膜は吊り上げない．LCXの基部にアプローチするときは患者体位を右下にして，心尖部を術者側に持ってくると視野が得られる．心臓脱転において，時には右室流出路が折れて血行動態が破綻することがあるが，複数のSuction cupをもつTentacles®では折れた右室流出路にCupを当てて引き上げることで同部の折れを矯正し，血行動態を維持できることがある（図1）．

　4PDや4PLの展開は心尖部を頭側に引っ張るとよい．LIMA sutureの角度を変えることによってその形状は確保できるが，もっとも効果的なのはSuction deviceである．意外とむずかしいのがRCA #3の視野展開法であるが，Suction deviceをAcute marginにつけて左側に引っ張ることにより比較的容易に展開可能である．

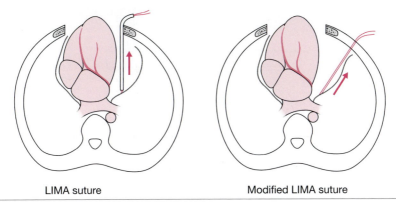

| LIMA suture | Modified LIMA suture |

図2

基本は形を意識しつつ，心膜の切り方，体位，ガーゼ，Suction device などを駆使して視野展開に適切な視野を確保するのが重要である．

LIMA suture の工夫（図2）

LIMA suture は簡便で，安価に行えるため非常によい方法であるが，牽引糸により拍動する心臓が接して損傷する可能性や，吻合時の視野を邪魔することもある．そこで考えたのが Modified LIMA suture 法である．この方法は，LIMA suture を LITA を剝がした辺りの胸壁を貫き，胸壁外へ誘導するものである．通常は2本かけるが，1本目は左上肺静脈付近にかけて第2肋間を通し，2本目は最深部の心基部近くの心膜にかけて第4肋間に通す．これにより牽引糸が邪魔にならないだけでなく，これらの糸が呼吸する肺を抑えてくれるため，非常によい視野が得られる．

デバイスの特性，麻酔科の実力を確かめて

OPCAB の展開に欠かせないデバイスは Starfish®などの Heart Positioner と，Octopus®などの Heart Stabilizer である（図3）．心臓の形を整えてそれぞれの視野に応じた展開をした後は，Octopus® を始めとしたスタビライザーを用いて固定する．Suction デバイスは吸引力，心拍動の「ひねり」に追随する動き，心筋へのダメージの強さの有無に応じて使い分けるべきであ

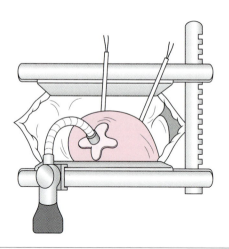

図3 LIMA suture
　　Starfisfh®を用いた展開

る．スタビライザーも吸引力や固定力，先端の形状の調整の可否など，いろいろと特性があるので注意を要する．

　スタビライザーの固定にもコツがある．強く押さえすぎればよいわけではなく，ここでも心臓の形が変わらないように固定する必要がある．心臓の動きが妨げられないように，吻合部が動かない微妙な部位があるのでそこを探してから固定する．LCXの領域は特に押さえすぎるとMRが悪化して血行動態が破綻しやすくなるので注意を要する．

　上行大動脈への静脈グラフト近位側吻合を行う複数のデバイスがあるが，このうちHeartString®は確実な吻合が可能であるが，複数の吻合ができないという欠点がある．しかし，ちょっとした工夫でもって，1つのHeart String®で複数吻合を可能にすることができる[1]．吻合する静脈グラフト近位部の大動脈パンチの穴の直上に小さな穴（6 mm）を開け，その穴にデバイスのアンカータブとひもを通して外に出し，静脈グラフト近位部吻合を行う．吻合が終わってもHeartString®は取り出さず，穴を適切な大きさに広げて別のグラフト近位部吻合をV-compositeとしてそこに行う（図4）．内胸動脈フリーグラフトの場合Y-compositeでは血流スチール現象が起きるため，V-compositeのほうが有利である．

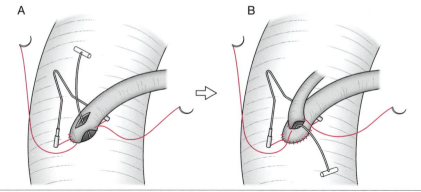

図4　1つのハートストリングで複数の近位側吻合を行う方法

［文献1をもとに作成］

　また，HeartString®などのSuture Deviceを用いて上行大動脈への静脈グラフト近位側吻合を行う場合，その際の上行大動脈拍動はかなりものなので，Octopus®などのHeart Stabilizerを大動脈側面に添えると拍動がかなり減弱できる．その場合，陰圧を使用する必要はない（というか大動脈壁を痛めないためにも陰圧はないほうがよい）．

　最後に重要なのが麻酔科の実力を把握することである．吻合中に血行動態が破綻することはもっとも避けなければいけないことで，視野を固定したあとに，しっかりと問題なく血行動態が保たれていることを確認すべきである．麻酔科の実力を把握しておくことでこちらも安心して吻合可能となる．必要に応じてこちらからも指示を出したり，血行動態をしっかりと保てているかを，いろいろと心臓の脱転の度合いや引っ張り具合，体位，固定の強さについて調整しながら，麻酔科とコラボレーションしていくことが重要である．

　まずLAD領域の血流を回復させるためにLITA-LAD吻合から始める外科医が多いようであるが，この時点で麻酔科側からボリュームを入れすぎると（点滴を入れすぎると）心臓が張ってしまい，引き続いての回旋枝領域吻合時に心脱転が困難となる．麻酔科にその点について気をつけてもらう．これを嫌い回旋枝領域から吻合を始める外科医もいる．

1) Tokunaga S, et al: A technique to make multiple proximal anastomoses with 1 HEARTSTRING suture device. J Card Surg **31**: 206-207, 2016

Ⅶ. 手術各論① 〜冠動脈バイパス術〜

CABGグラフト把持の工夫など：冠動脈吻合は工夫の宝庫

- グラフト把持，糸裁きは工夫する余地がたくさんある．
- 自分のアイデアを駆使してcomfortableな吻合を．

グラフト把持は皆の工夫の見せ所！

　冠動脈を吻合する際にグラフトのセッティングは非常に重要な要素である．こうすべきという確実な答えはないが，そうであるゆえに各自が工夫をしている．

　基本はグラフトを開胸器の傍で固定するか，吻合部の近くに持っていくかで分かれる．開胸器の側に固定する場合はタオルやガーゼに固定するやり方が多い．グラフトの固定にはモスキートや小さなブルドッグ型鉗子で把持する場合や，糸をかけてタオルまたはガーゼと一緒に固定するなどの方法がある．

　吻合部の側に持っていきたい場合は助手に持ってもらうか，自分の左手で持つかがあるが，「ホネホネ君」などのデバイスを使用してもよい（図1）．

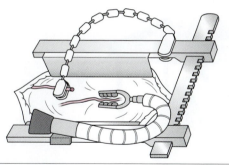

図1 「ホネホネ君」を用いた展開方法

糸は裁かすか裁かせないかが鍵

　糸裁きは触らせるか，触らせないかで意見が分かれる．触らせない場合は糸がからまないように短めがよい（45 cm）．一回一回，自分で適度に締め具合を調整する必要あるので注意を要する．吻合の方向は時計回りで，最初は遠いほうから吻合するのがスムースである場合が多い．

　糸裁きをさせる場合は長さは長めのほうがよい（75 cm）．糸を引っ張る方向が重要で，吻合部にテンションがかからないような方向にすべきである．native を通した後に糸を持ってもらい，少しテンションをかけてもらいつつ，グラフトの外内をかける．その後は少しテンションを緩めてもらうと native 内外がやりやすくなる．吻合の最後はあまり引っ張らせず，しっかりと native の内外を確実に拾っているのを確認するとよい．

　糸を触らせる場合は容易に切れるので，テンションは最小限にし，糸が少しでも引っかかる感触があったら，引っ張らないように注意が必要である．また，糸に水をかけて滑りをよくするようにすることも忘れてはならない．

グラフト把持，糸裁きは練習可能．自分で comfortable な吻合を開発する

　最近はドライラボのシミュレータが発達しており（図2），自分自身で comfortable なグラフト把持，糸裁きを何回も練習することは可能で，何回

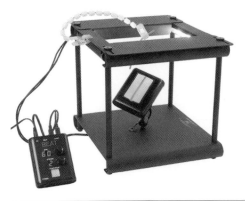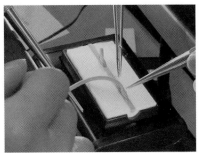

図2 Beat®（心拍動下冠動脈バイパス手術訓練装置）

も練習して実際に備えるのが一番の「コツ」である．
　一般に行われる"end-to-side 吻合"以外に"side-to-side 吻合"がある．これは distal 方向にも stay suture などでグラフトを牽引でき，また糸を裁かせない場合にやりやすい．吻合の場所が変わってもほぼ同じ吻合法を用いることができるという利点もある．

Ⅶ. 手術各論① ～冠動脈バイパス術～

冠動脈切開法：
これが無事に終われば
半分終わったも同然

- 想定切開部周囲の外膜は必要以上に剝ぎまくらない．真ん中を剝離する．
- よく切れるメス（尖刃，丸メス）を用いること．
- 冠動脈を張らせて切開する．
- 剪刀ではなるべく水平方向（接線方向）から刺し，切り上げは行わない．
- 丸メスでは同じ部位を複数のストロークでなぞる．
- Sequential ダイアモンド吻合の切開は小さく．

　冠動脈切開が正中できれいに開けられれば，これで吻合の半分以上が達成できたと言っても過言でない．まず冠動脈切開においては吻合のことを意識する．"Adventitia is your friend"と留学時代によく指導を受けたものだが，吻合においては外膜をしっかりとる必要があり，これが吻合終了後の止血に大きく寄与する．このため，冠動脈ターゲットを露出する時点で想定する切開部周囲の外膜剝離は長軸方向，左右方向ともに最低限にとどめる．冠動脈切開法にはビーバーブレードの剪刀で開ける方法と丸メスで開ける方法がある．

剝離で注意しなければならない点は真ん中をしっかりと剝離することである．助手に持ってもらう場合は，こちらと同じテンションで持ってもらうようにするべきである．これを怠ると，見た目は真ん中でも意外と横にずれていることがある．冠動脈蛇行の場合もその彎曲部を注意しつつ切開する．前後に（リトラクター）テープをかけて真っすぐにするとよい場合がある．

ビーバー剪刀による冠動脈切開

切開に際しては，Off-pump では十分に冠動脈が張っているが，心停止下では冠動脈が虚脱している．このため，順行性心筋保護液を流し（場合によっては逆行性に心筋保護液を流してもよい：聖路加国際病院では逆行性に入れている．けっこう冠動脈は張る），冠動脈が張った状態で尖刃を冠動脈に対して 15～20°の角度で血管の真ん中を長軸方向に刺入する（メスを立てた角度で刺入しない）．この角度で刺入すると，刺入のみで次に剪刀の刃先を挿入できる十分な穴が作成でき，後壁損傷も回避できる．大切なことは，この刺入の際に刃先を切り上げないことである．この操作で冠動脈が解離する可能性があるためである．この尖刃はやや高価であるが，切れ味が大切であるため，筆者は 1 切開に 1 本を使用している．切開部より長軸の真ん中を縦に遠位方向，近位方向にポッツで切開を延長し全長 7～8 mm の切開とする．この場合，ポッツを無理に押し進めて解離を起こすことがないように注意をする．また斜めに切開が入らぬよう，血管の真ん中を切開延長する．切開部に狭窄やプラークが見つかった場合は，その病変部位を跨いで切開を延長して病変の近位側遠位側両方向に血液が流れるようにする．Sequential ダイアモンド吻合を行う際の切開は，Seagull 型変形をきたさぬためにも 3～4 mm の小切開とする．

ビーバー丸メスによる冠動脈切開

上記のように剪刀刺入による冠動脈切開では冠動脈解離をきたす危険性があり，ビーバー丸メスで切開を好んで行う外科医も少なくない．この方法では，やはり冠動脈を張らせて切開にかかるが，冠動脈の真ん中を長軸方向に

丸メスでなぞるように切開を入れる．この場合，複数のストロークで切開が可能となるが，同じところをなぞる必要がある．血管内に入ると血液の噴出をみる．後は上記と同様に切開を延長する．Sequential ダイアモンド吻合の場合，この方法ではつい大きめの切開となることがあるので，切開を確実に小さくするには剪刀による切開のほうがよいかもしれない．

OPCAB 時のエラスティック糸

　高度石灰化部位やステント留置部位ではスネアによる冠動脈絞扼はできないので，スネアをかける部位は指で触っておく．スタビライザーが邪魔にならないよう，吻合想定部位から離れた部位にエラスティック糸を置く．この場合，エラスティック糸の想定刺入部位刺出部位の心外膜に前もって軽く切開を入れておくとやりやすい．LAD や 4PD は中隔枝が存在するので，中隔枝損傷を避けるため，鈍針とはいえ無理に運針を進めない．切開後の吻合部無血視野のためにエラスティック糸を牽引する場合，糸が吻合操作の邪魔になるようであれば心膜などを使用した滑車法をすると邪魔にならない．

VIII. 手術各論② ～弁膜症手術～

38

若手外科医の登竜門 大動脈弁置換術は 落とし穴だらけ!?

- 大動脈の切開ラインは重要．閉鎖を意識した切開を．
- 大動脈弁狭窄症の石灰化のマネージメントをマスターする．

大動脈弁の展開をマスターしよう！

　若手心臓血管外科医が初期の頃に行う手術は，大動脈弁置換術の占める割合が大きいと思われる．簡単なようでむずかしくて奥が深いのが大動脈弁置換術である．手術は最初の視野展開をどう行うかである程度決まってくる．ここではさまざまな展開について述べる．

初めの一太刀が超重要！

　大動脈切開ラインは高すぎると弁が遠くなり，すべての手技が行いにくくなる．また切開線が冠動脈起始部に近づきすぎると，直接起始部に糸をかけていなくても大動脈閉鎖の際にゆがめて血流障害を生じることもある．具体的には，RCAの起始部から1.5〜2 cm distalで行う．いわゆるFat bandから少しproximalに寄ったところである場合が多い．

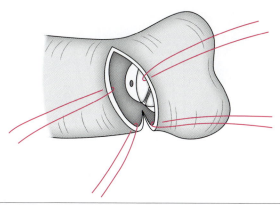

図1 大動脈切開の曲がった部分に糸をかけている様子

切開を広げる際には,何をするかを考えて

　左側はLCA起始部に切り込まないように,大動脈遮断部位につながるようにならないような方向に切開を延長する.右側は,基本的には弁輪拡大ができるLCC-NCC交連部に切開を延長する.斜切開のときは切開ラインに変曲点ができるので,その両側にStay sutureをおくと後で合わせやすい(図1).もう1ヵ所はその糸と左側の切開断端との間の真ん中の位置に置くとよい.大動脈弁形成を行う場合は,基部のゆがみを最小限にする必要があるため,最初の一太刀から同じレベルで円周方向に切開を延長する.切開ラインが不適切な場合は大動脈からの大出血の原因になるので,とにかく最初の一太刀が重要である.

よく弁を観察できる視野をつくる

　弁を観察するときは各交連部に糸をかけると面の確保や大きさの評価に役に立つ.各交連部の頂点に近い部分に4-0ポリプロピレン糸をかけて手前に牽引する方法で,これにより弁を手前に引き出してみることができる.基本的には以上の展開でほとんどの症例が展開可能であるが,斜切開では時々RCC-NCC交連部の視野が不良な場合がある.このときは小さなヘラを用いて面で押しつけるように展開すると視野が良好となる(項目55参照).

　重要なのは見えにくい視野での糸かけは避けるべきで,確実な視野を得るように心がけるべきである.

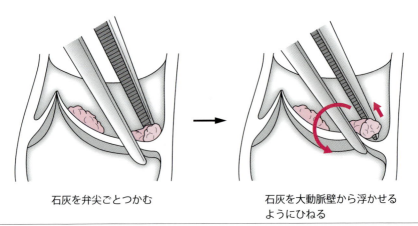

石灰を弁尖ごとつかむ　　　　石灰を大動脈壁から浮かせる
　　　　　　　　　　　　　　ようにひねる

図2

大動脈弁輪の石灰化処理をマスターしよう！

　大動脈弁輪の石灰化処理では，オーソドックスなところではロンジュールやグリンワルドを使用しながら，脱灰してつぶしつつ石灰化を軽く取り出す方法や弁輪の石灰化をつぶす方法などがある．ほとんどの大動脈弁の石灰化は大動脈側に付着している．弁輪に食い込んでいる石灰はつぶさなければ取れないこともあるが，この点を理解していると，鑷子やロンジュールで挟んでも，つぶす前に大動脈から浮かして剥がすようにひねりを加えると塊で剥がれる（図2）．

　その他にもCUSA®を用いる方法がある．今後はMICS-AVRの増加も予想され，CUSA®での弁輪石灰化処理はマスターしておくべき方法である．

　具体的には，弁輪を鑷子でしっかりとつまみ，固い部分をCUSA®でこそぎ出すようにこすると固いものだけが出てくるので，それを除去するようにする．石灰化が強固な部分はCUSA®をしばらく押しつけるように当てておくと崩れるので，そこからこそぎ出すようにするとよい．

　慣れると弁輪の削り過ぎを防げるし，確実な脱灰が可能である．MICSのように遠い部位の脱灰も容易で，お勧めの方法である．

　脱灰が中途半端であると，針を通したときに板状の石灰化が割れたりする．

十分な脱灰後は弁輪がなめされてOne-size分くらい弁輪が大きくなる．脱灰のため弁輪が脆弱になったり，損傷したりした場合は，心膜パッチなどで補強したうえで弁置換を行う．

　弁輪脱灰の際は左室内へのデブリ落下を防ぐため，小さな濡れガーゼを弁輪から左室内へ詰めておく．脱灰終了後はこのガーゼと取り出すことを忘れずに．また弁置換前に生食で洗浄するが，このときに左室内だけではなく，クランプ側の上行大動脈内洗浄も忘れずに行う．

Ⅷ. 手術各論② ～弁膜症手術～

大動脈弁置換術：さあ，弁輪の糸かけだ！でもどうすれば早くできるのか？

- 大動脈弁の糸かけの針の向きについてイメージする．
- 弁輪にフィットさせる方法をマスターする．

大動脈弁輪への糸かけの角度，持ち方を定型化する

　大動脈弁置換術が若手の登竜門であるのは，定型化しやすい術式だからである．弁輪の糸かけについてもできるだけ定型化するのがよい．弁輪の糸かけは，everting mattress の際も，horizontal mattress の際も，single interruptted でも，基本的には弁輪に垂直にかける必要があり，それぞれの解剖学的な形態を意識し，垂直に刺入できる針の角度を体に覚え込ませておくとよい．

　大動脈弁の解剖は図1のように，決して平面ではなく，scalloping している．LCC, RCC, NCC, それぞれでこれらの走行を意識して，フォアハンド，バックハンドをチェックしつつ，斜めに把持する方法やフック型に持つ方法を駆使しながら，持ち方の型をつくることが重要である．

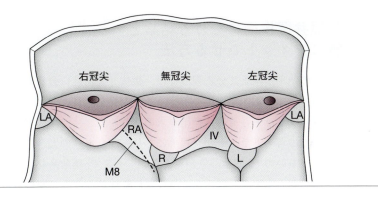

図1

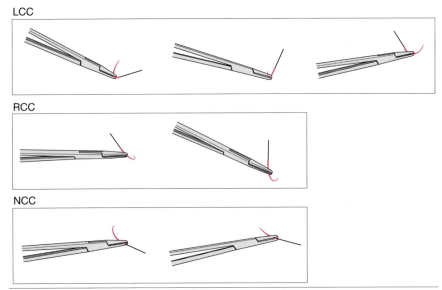

図2 Supra-annularで糸かけを行う場合の針の角度と持ち方

　図2にSupra-annularで糸かけを行う場合（horizontal mattress）の針の角度と持ち方についてまとめておく．

39. 大動脈弁置換術：さあ，弁輪の糸かけだ！でもどうすれば早くできるのか？

大動脈弁置換術における結紮と弁輪にフィットさせる方法

　生体弁の使用が増えている現在では，生体弁の特性に合わせた結紮方法の習得が不可欠である．また，なるべく大きな弁を入れようとするために，確実に弁輪にフィットさせる置換術が求められる．

　生体弁では各ストラットが交連部にあり，ギリギリの大きさの弁が求められることが多いので，結紮部位が見えない．そこで，結紮糸を接線方向に引っ張り，糸を切らないように Knot から少し離れたところで締める結紮法をマスターする必要がある．

　よく使われる CEP MAGNA EASE®弁であるが，これは弁座の中に入っているシリコンリングが細く，特にステントポスト基部付近ではリングと金属ステントのギャップがあり，この部分は2枚の薄いファブリックがあるのみである．糸かけの際，シリコンリングを取らずに金属ステント側のファブリック部を取ってこの部を損傷すると，"弁周囲逆流"ならぬ"カフリーク"を生じるので注意すること[1]．

　弁輪にフィットさせる基本は，一番深い部位である各交連の Nadir の部分で確実に弁座をフィットさせることである．このために，まずこの3ヵ所を最初に結紮する方法（図3）や，この部位をターニケットなどでスネアすることで結紮を始める方法（図4）がある．結紮の際も基本的には深いほう（通常は LCC～NCC にかけて）から結ぶ必要がある．ただし，弁輪が小さく，弁が容易には入りにくいときに Nadir を無理に引き上げると，ここが裂けることがある（特に Interrupt 法の場合），この際，交連部側から Nadir に徐々に向かうほうが安全である．

　弁輪が十分に大きい場合は Everting mattress 法でも構わないが，Supra-position に弁を置く non-everting mattress（horizontal mattress）では One-size 大きな弁が入る．サイズがギリギリの場合は Interrupt（単結節）法がもっとも大きな弁が入る．

　Mattress suture（Everting も non-everting も）は結紮するごとにその部位が締められ，結紮が進むにつれて弁輪が少しずつ小さくなる．このため結紮の順番は隣を順番に移動するのではなく，自動車教習所で習ったタイヤの

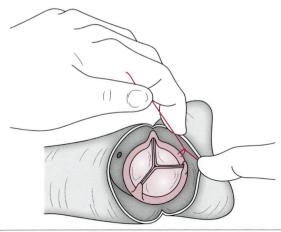

図3　接線方向に指を入れて引っ張る

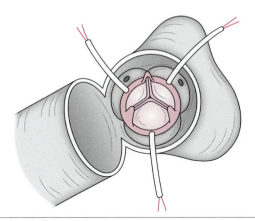

図4　ターニケットで押さえる

　ネジ（ラグナット）の閉め方と同様に，対角対角に移動して結紮を進めるのが原則である．

1) Tokunaga S, et al: Cuff Leakage, not Paravalvular Leakage in the CEP MAGNA EASE aortic bioprosthesis. Interact Cardiovasc Thorac Surg **21**: 796-797, 2015

Ⅷ. 手術各論② 〜弁膜症手術〜

狭い大動脈弁輪．
あなたならどうする？

- 狭小弁輪に対してはいくつかの引き出しをもっておくべし．
- 弁輪拡大のピットフォールを理解する．

まずはチャートで適切なサイズを

　大動脈弁狭窄症に対する大動脈弁置換術では，当然のことながら適切なサイズの人工弁の挿入が求められる．狭窄を解除する手術で狭窄をつくってはならない．高齢の女性では，小柄でやせている人も多く，小さめの人工弁でもまったく困らないことがある一方で，ものすごい肥満なのに大動脈弁輪の小さい症例に遭遇することもあり，各症例に応じた対応が求められる．

　現在ではたくさんの人工弁が存在し，それぞれの特徴があるので，適切な弁の選択が求められる．各人工弁にはBSAに応じたチャートが存在し，Patient-Prosthesis mismatch（PPM）との関連で，緑，黄色，赤の3つに色分けされている．まずは外科医としては，緑のサイズを目指すべきである．生体弁では内巻き弁，外巻き弁で微妙に異なるし，生体弁か機械弁かでも異

なる．機械弁でも狭小弁輪用かスタンダードのものかで差があり，十分に吟味する必要がある．

狭いけど，ギリギリの場合は

　大動脈弁を切除して，弁輪の石灰化を削ってからサイジングするわけだが，ギリギリの場合は，まず確実に弁輪の石灰化が切除できているかをチェックする．意外と中途半端に石灰化が残っていることがあり，これらをしっかり脱灰することによって弁輪がなめされて広がり，予定の弁を入れられるようになる．

　高齢の女性などで，何とか生体弁を入れたい場合は，まず弁の種類を吟味する．同じサイズでも微妙にサイズが異なることがあり，同じ 19 mm の弁が入らないときでも，Mosaic®弁や Crown®弁なら入ることがあるので，トライしてみる価値はあると思われる．

　弁の糸かけの仕方でも対処できる．基本的には弁輪が通らない弁でも，Supra-annular position では植込みができる可能性がある．弁輪にザイザーが通過しなくても，レプリカを Supra-annular に入れてみて，何とか乗っかるようならその弁を入れるようにする．同じ Supra-position でも，Horizontal mattress suture よりも Interrupt suture のほうが大きめの弁が入る．これは前者では結紮のたびに Mattress の部位が縫縮され，弁輪がわずかずつ小さくなるためである．

　裏ワザとしては tilting technique（斜め入れ法）がある．冠動脈の入口部がある LCC と RCC のところはとにかく弁輪の高さまで落とし込み，NCC 側は多少浮いても構わないとする考え方で，とにかくレプリカを入れてそのような形でいいから入るかをチェックすることが重要である．機械弁では，弁葉の動きに制限がないか，必ず確認する．

　ギリギリの弁を入れた場合は，弁輪に近い大動脈切開部の閉鎖に注意を要する．特に一番端は糸がかけにくくなることが多く，人工弁を落とし込む前に糸だけかけておくとよい．

それでもダメなら弁輪拡大．
拡大部のパッチ縫着を確実に

　いろいろと工夫してもダメな場合は弁輪拡大である．無理して PPM をつくるよりも，クオリティを重視すべきである．最近では将来の Valve-in-Valve を考慮して積極的に生体弁が選択されることもある傾向だが，現時点では 19 mm 弁に対する TAVI は必ずしもよいものではないので，できるだけ 21 mm が必要とされている．

　弁輪拡大は Nicks 法にせよ，Manouguian 法にせよ，弁輪付近に切開が及び，この部分のパッチ形成が鍵となる．連続縫合でパッチ形成をしている絵が描いてあるテキストをよく目にするが，この部分は結節縫合で確実に行ったほうがよい．プレジェットを用いた U 字縫合が確実である．連続縫合に加え，数針の結節縫合を追加する手もある．この部分は出血すると後から止血がしにくいので，1 回で確実に決めることが肝要である．

Ⅷ. 手術各論② 〜弁膜症手術〜

人工弁やリングの結紮糸が緩んだ！切れた！さあどうする⁉

- 運針の仕上げの結紮で人工弁やリングの糸が切れた場合，緩んだ場合，慌てず急がずリカバリーショットを打つ．

吻合において運針後の結紮をもって吻合終了となる．適切な結紮を行うには結紮の基本（項目04参照）を忠実に行う必要がある．それでもたまに結紮糸が緩んだり，切れたりすることがある．結紮糸が切れるより，緩んだほうがまだマシである．

連続縫合糸が緩んだ場合

連続縫合は冠動脈グラフト吻合，人工血管吻合，血管や心房閉鎖など，いろいろな場面で行われる．これが緩まないためには結紮前に神経鉤で吻合部の糸の緩みを矯正して結紮に入るべきである．連続縫合が結紮後に緩んだ場合には，神経鉤で緩んだ糸を引っ張り，そこに糸（なるべく吻合に使用した糸と同じ種類の糸）を通して牽引する．この近傍の吻合に使用した糸と同じ

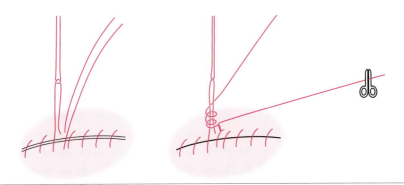

図1

種類の糸で1針をかけ，結節吻合で結紮する．その糸の1本を巻き糸，緩んだ糸に牽引糸を付けたものを軸糸として One-hand tie 法にて緩みを矯正しつつ結紮する（図1）．

僧帽弁リングや三尖弁リングの Mattress suture が緩んだ場合

浮いたリングの下から追加の Mattress suture を弁輪にかけ，それをリングにかけ直し結紮する方法と，緩んだ糸の近傍のリングに1針，その糸を緩んだ糸に通して結紮する方法とがある[1]．

弁置換の糸が緩んだ場合

弁置換の結紮糸が緩むと弁周囲逆流が生じる．大動脈弁置換術の場合，冠動脈孔から離れた部位で緩んだ場合には，Mattress suture を弁座から大動脈壁外に向けて刺入し，壁外にプレジェットを付けて結紮する（図2A）．生体弁で弁上位（Supra-position）に置いたときは，左室側から弁座とその大動脈側に糸を刺出して結紮することで解決できることがある（1本は大動脈側から左室に抜いたほうがやりやすい）が，これはむずかしい（図2B，機械弁ではこれは不可能である）．いずれの方法も，最近の人工弁は弁座が

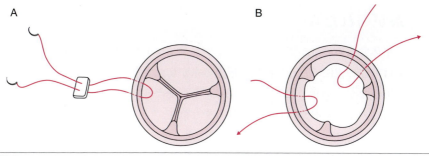

図2

小さく，以前より難易度が高い．無冠尖から左冠尖にかけては大動脈外側から大動脈壁と人工弁輪を一緒に mattress suture をかけることもできる．僧帽弁置換の糸が緩んだら，everting mattress 法の場合は緩んだ部分を中心に，その左右を含めてプレジェットから弁座へ Figure of 8 で運針して結紮を行う．後尖側ではプレジェットが確認できないことがあるが，Dental mirror を用いて背側に向いたプレジェットを確認しつつ運針を行う（鏡面像になるので慣れるまでむずかしいが）．Non-everting mattress 法の場合は緩んだ部位に左房壁から弁座に向け，Pledgetted mattress suture を置き結紮する．Bite が深すぎると回旋枝などを損傷するので気をつける．

糸が切れたら

　生体弁置換の糸が切れたら，まずプレジェットを回収する．その部分の補修は前述の方法で行う．機械弁置換の糸が切れて左室側のプレジェットが回収できなかったり，生体弁でも補修が不可能だったりする場合，泣く泣く置換した人工弁を取り外し，弁置換をやり直す．

---

1) Carpentier A, et al : Section 2. Mitral Valve Reconstruction, Chapter 8. Technique in Type I Dysfuction. Reconstructive Valve Surgery, Saunders, Maryland Heights, MI, p81, 2010

不可能が可能になる方法

　過去に"そりゃ無理でしょ"と周りから言われた（自分でもそう思った）が達成できた3つのことがある．1つめは高校時代に勉強もせず，バスケットボールばかりしていた自分が一浪で医学部に合格したこと，2つめは実験と論文書きと生活費のためのバイトで多忙だった大学院時代に米国臨床資格であるECFMGを取得できたこと，3つめは医師になってから20年間肥満体型を維持していたが，ダイエットを決行して1年間で18 kgの減量に成功したことである．いずれも目標設定（決断），計画作成（期間限定），計画実行の3段階を愚直に行うことで可能となった．いわゆるPDCAサイクル(Plan → Do → Check → Act → Plan) というのを知ったのは後のことである．目標は"そりゃ無理でしょ"くらいがいいかもしれないし，そのほうがやりがいもある．

Ⅷ. 手術各論② ～弁膜症手術～

42

僧帽弁が
よく見えるための
左房切開法と展開法，
閉鎖法

- 目的は良好な僧帽弁視野を確保すること．ここでも閉鎖のことを考えて切開すること．
- 周囲組織の剝離，体位，牽引などを駆使した僧帽弁視野展開のコツをつかむ．

右側左房切開法

　術後の洞調律維持を考えると，この切開を選択したほうがよい．メイズ手術併施の際も切開線が隔離線になるので，これを行う．左上肺静脈から左室ベントを入れるときからこの切開を意識しておく．まず右房を左側へ圧排し（洞結節を圧迫しない！），左肺静脈前面内側の後心房間溝（Waterstone's groove）を剝離して左房壁を露出する．左房拡大症例では数 cm 剝離が可能なこともある．露出した左房壁に切開を入れる前に，剝離した最深部の右房左房接合ラインにペンでマーキングしておく．閉鎖のときにこの線より奥をとると右房壁を巻き込むことになる．右上肺静脈の左房への流入部の剝離した左房壁を，マーキングラインより 8 mm 前後の縫い代を残して左房側

で切開し，上大静脈（SVC）および下大静脈（IVC）背側方向へ延長する．この際，右上下肺静脈に切り込まないように注意する．左房切開の両断端（一番奥）にマーキングしておくと，左房壁牽引でさらに裂けても，閉鎖時の目安になる．僧帽弁リトラクターを使って助手側へ心房中隔を牽引して僧帽弁視野を出す．

　目的とする僧帽弁手技が終了したら，僧帽弁を通してベントチューブを左室に入れる．機械弁での僧帽弁置換術では，このベントチューブを2枚の弁葉の間に挟んではならない（抜けなくなる）．左房閉鎖は切開両断端にFigure of 8で4-0 Polypropyleneをかけて結紮後，連続縫合で閉鎖する．この際，切開断端部よりもさらに奥の組織をとるようにして針糸をかけることが確実な止血につながる．頭側，尾側断端からrunning sutureで閉鎖する．切開閉鎖の結紮を行う前には左室ベントをOffにして左心系の空気抜きを行い，大動脈内の空気抜きも確認したうえで麻酔科医に肺を膨張してもらい，結紮閉鎖してベント再開とする．そのため結紮部位はもっとも空気が抜けやすい高い部位となるようにする．

上方中隔切開法

　左房が小さい，胸郭が深い，または大動脈弁置換術後など，初めから僧帽弁視野確保困難が想定される場合に選択することが多い．まず右房前面に切開を行い，頭部尾部に切開を延長する．最初の右房切開は閉鎖時を考えて房室間溝（右冠動脈）に近づきすぎないようにする．頭部方向へは右房前面から右心耳を経て，左房上壁方向へ延長する．右房尾部方向への延長は房室間溝（右冠動脈）とIVC脱血管に気をつける．次に，卵円窩から心房中隔を切開し，この切開を上内側に向けて筋性中隔を切開して，この切開と右心房頭側切開を一致させる（卵円孔での切開は助手側に寄りすぎるとリトラクターをかけるスペースがなくなるので術者側に寄るようにする）．この切開合流点（A点とする）は大動脈基部から離れておかないと閉鎖時の縫い代がなくなる．ここから大動脈基部よりやや距離を置くようにして，左房天井を左心耳に近づきすぎないよう切開を延長する．尾部方向は卵円窩下端近辺で切開延長を止めないと閉鎖に苦労する．僧帽弁視野展開に優れたこのアプ

ローチの問題点は，切開線が煩雑になるために閉鎖に時間がかかる点と，Sinus node artery を損傷することによる SSS（洞不全症候群）のリスクである．

　この切開の閉鎖時は左房天井の切開断端（頭側断端）と卵円窩下端の切開断端（尾側断端）の両断端に Figure of 8 で 4-0 Polypropylene をかけて結紮後，連続縫合で閉鎖する．このとき頭側尾側から縫い上がってきた糸は上記 A 点で合流するようにして，ここで一度結紮する．結紮は合流点の右房壁外側となるようにし，上記と同様に空気抜きを行って結紮する．この糸と右房切開尾側端にかけた 4-0 Polypropylene Figure of 8 を結紮した糸を，両側から連続縫合で右房壁を縫い上がり，空気抜きができやすい，もっとも高い部位で結紮閉鎖する．

　その他，Dubost の切開，SVC を離断する方法，それでも見えない場合は心臓移植のように心臓を取り出して行う方法もある．

僧帽弁展開のコツ

　右側左房アプローチにおいて，視野をより確実に出すためにはさまざまなコツがある．かつてよく目にした巨大左房では右側左房アプローチでも良好な僧帽弁視野が確保できること多かったが，拡大してない左房ではこれだけでは足りない．そのようは場合はまず IVC 周囲の剥離である．IVC 周囲を十分に剥離し，場合によって IVC にテーピングをかけてもよい．SVC 周囲の剥離も重要で，こちらも剥離後テーピングして引っ張り上げると視野が良好となる．それでも見えないときは SVC を離断すれば格段に視野がよくなる．ベントカニューラは左肺静脈に向けて無血視野を確保する．このとき左肺静脈損傷をしないように，ベントチューブが深すぎないように気をつける．

　心膜のマネージメントも重要である．基本的には，右側の心膜はなるべく引っ張り上げるようにして左側の心膜の牽引を外すべきである．左側の心膜をさらに落とし込むために体位を左下に傾けつつ，心膜を大きく横隔膜面に向かって切り込んで心臓が胸腔に落ち込むようするとかなり視野がよくなる．

　左房鉤のかけ方も重要である．基本的には 1 つを僧帽弁の前交連側のやや

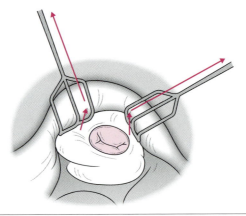

図1 「押しつけて」,「持ち上げる」

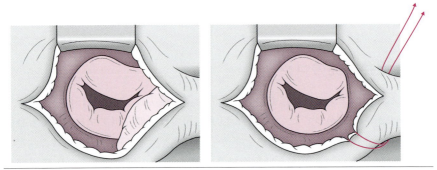

図2

　左上の左房に引っかけるようにしてかけて,右手を添えながら奥の大動脈を押し上げるように引っ張り上げつつも,心臓の左側（奥）に押しつけるようにするのがよい.2本目は足側に引っ張るのが原則である.後交連のやや斜め上に左房鉤をかけて左手を添えながら,同様に手を添えたまま奥の組織を上げるように引っ張り上げつつも,心臓の外左側（奥）に押しつけるようにするのがよい.全体的なイメージとしては「押しつけて」,「持ち上げる」である（図1）.左房鉤を固定した後は,僧帽弁輪に糸をかけると視野が得やすい.時折,P3領域の展開が不良なときがあるが,そのときは左房のP3の弁輪からやや左房側の組織に糸をかけ,IVCを回して足側にその牽引糸

を引っ張るとP3の展開が容易となる（図2）．もちろん，体位は左下にすることも忘れてはならない．剝離，デバイス，体位をすべて駆使したうえで成り立つのが僧帽弁手術である（項目55参照）．

Ⅷ. 手術各論② ～弁膜症手術～

僧帽弁輪糸かけのコツなど：エキスパートへの道！
～深い所の平面への糸かけ～

- 僧帽弁輪への糸かけの運針をマスターする．
- あらゆる角度に対応できるような視野展開と運針を．

僧帽弁輪へのリング糸のかけ方のコツ

　僧帽弁輪を確実にとらえる運針をするにはフォアハンド，バックハンドの使い分けが重要である．基本的には図のような運針が重要である．ポイントは針が出てくる角度を意識しながら針を刺入することである．

　平面への糸かけのコツは，すでにかかっている糸を引っ張って土手をつくるようにして糸かけを行うことである．周囲の組織を牽引する方法もよい．両側のTrigoneにかけるときは確実に固い線維性の組織にかけていることを感じる必要がある．深くかけすぎると周囲の組織を損傷することがあり，特にP1～P2の領域の回旋枝と前尖側の大動脈弁には注意を要する．

　もう1つ注意すべきはバランスである．左右均等に同じ本数をかけるようにするのがよい．リング糸の基本は左房側から入り，左室側に入った後に再

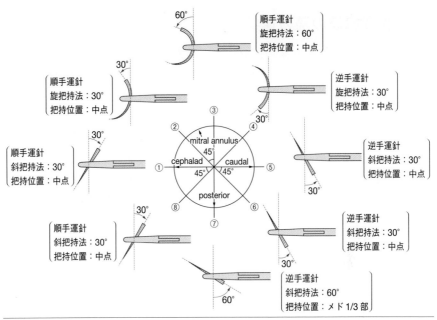

図 everting mattress 法による僧帽弁置換術の針の持ち方

び左房側に戻ってくることである．あまり深く左室側に針が進むと腱索を巻き込むので注意する．MICS ではこれがかなりむずかしいので，最初からこの原則を放棄していることが多い．腱索を巻き込まないように，糸をかける弁輪に近い弁尖を鑷子で把持し，弁尖が弁輪から離れるように弁尖を牽引して張らせることで防止できる．弁輪サイズにもよるが，左右線維三角に1本ずつ，後尖弁輪中央に1本，これら3本の糸の間に3本ずつの Mattress suture，計 12 本の Mattress suture を基本としている．ちなみに，糸の本数は外科医によって異なることもあり，左右線維三角と後尖弁輪中央の3本の間に4本ずつの計 15 本とする場合もある．

　最近はこれらをドライラボで練習できるトレーニングシステムも開発されており，こういったモダリティを使用して練習しておくのもコツである．

僧帽弁置換の際の運針

　僧帽弁置換の際の運針において，垂直になった面の弁輪にeverting mattressの糸を全周性にかけるには，それぞれの部位に応じた針の持ち方をマスターする必要がある．基本的には面に垂直に刺入し，確実に弁輪組織をとらえ，すべての針が自転車のスポークのように中心に向くのが理想的である．このためにはの図のように，針を持つ角度，順手か逆手か，斜めに把持するかフック型に把持するかを工夫した持ち方が重要である．

　前尖側では図のごとく鎌形に持って行う運針があり，持つ位置と角度によって調整する．前尖中央から糸かけを始める際，最初に前尖すべてを切り離してしまうと特に中央部の糸かけがむずかしくなるので，A2弁輪沿いの小横切開を入れて前尖を牽引すると弁輪に糸がかけやすい．

　P1側は順手が多く，適宜角度を変えながら行う．P2の真ん中〜P3にかけては，図のごとくバックハンドが多く，適宜持つ角度を変える必要がある．

　この糸かけの際も前回の糸を牽引したり，僧帽弁の弁尖を持ちながら牽引したりして視野を展開する必要がある．後尖側をかける際は心筋に深く刺入していないことを確認し，確実に左室側の弁輪の部分に糸を出すべきである．

　再手術の場合も似たようなシチュエーションとなる．より角度が視野から離れた方向にいくので，視野確認はいっそう困難になると考えられる．

　大動脈弁と同様，僧帽弁でもカテーテル人工弁治療が出てきており，生体弁劣化時の再インターベンションとして僧帽弁Valve-in-valveが実用化されつつあり，日本でも近い将来，これが実用化されるであろう．このことを考慮すると，少しでも大きめの生体弁を初回僧帽弁置換時に入れておく必要がある．僧帽弁では大動脈弁と違い弁輪拡大ができないため，Everting mattress法によるIntra-position MVRだけではなく，One size大きな弁が入るnon-everting mattress法によるSupra-position MVRのテクニックもマスターすべきである．この方法は特に僧帽弁前尖弁輪で左室側の刺入部が視認できず，またプレジェットの収まりが確認できないため，デンタルミラーが役に立つ．

Ⅷ. 手術各論② 〜弁膜症手術〜

僧帽弁置換術における弁下組織温存法と人工弁挿入法

- 僧帽弁置換といってもワンパターンの単純な手技ではなく，患者の解剖，病態に合わせた，いくつもの引き出しを用意しておこう．

弁下組織温存法はなぜ必要？

　かつて僧帽弁置換術において，前尖，後尖ともに切除して人工弁を縫着する時代があった．しかし，自己弁下組織を温存することで左室の形体や機能を維持できることが解明されて，僧帽弁置換においては可能な限り弁下組織（自己腱索）を温存して僧帽弁輪と左室乳頭筋の連続性を保つ手術が行われるようになった[1]．

後尖温存僧帽弁置換術

　僧帽弁輪と左室乳頭筋の連続性を保つためによく行われるのが後尖温存僧帽弁置換術である．これは文字どおり，前尖は切除するが後尖を切除せずに

僧帽弁置換術を行う方法である．この方法では2つ注意する必要がある．1つは温存した後尖弁尖が余剰となって僧帽弁尖の動きを妨げないようにすることである．機械弁使用のときは弁を入れた後，必ず弁葉の可動性をチェックし，必要があれば弁を回転させて可動性が良好なことを確認する．弁尖が余剰であると長期的に人工弁と癒着し，パンヌス増生を促して再手術の一因となることもある．これを予防するために，温存した弁尖の余剰部分を折りたたむように弁置換糸をかけるようにする．また弁置換糸とは別に，余剰弁尖を巻き込むための結節縫合糸を弁尖から弁輪にかける方法もある．もう1つの注意点は，温存された後尖がある状態で後尖弁輪に弁置換糸をかける場合，弁輪左室側は後尖に覆われているために正確な部位への刺出（または刺入）が行われているかどうかは厳密には定かではないことである．このため，筆者は温存する後尖を弁輪に沿っていったん切離し，肉眼で後尖弁輪左室側を確認して弁輪への糸かけを行っている（Detach & Retouch 法）．もちろんその運針は，non-everting pledgetted mattress 法（supra-position）では後尖→左室側弁輪→左房側弁輪へ，everting pledgetted mattress 法（intra-position）では左房側弁輪→左室側弁輪→後尖の順で行うことになる．その際，やはり余剰弁尖が残らないように弁尖に糸かけを行う．またリウマチ性病変のために後尖が肥厚硬化している場合，そのまま人工弁を入れようとすると小口径のみしか挿入できないことがある．そのような場合には離断した後尖を縦に切開していくつかの segment に分け，それを後尖弁輪に縫着することで，より大きなサイズの人工弁を挿入することができる．Detach & Retouch 法では1枚の後尖を弁輪に縫着するよりも分節化したほうがやりやすい．

前尖も温存の場合

　前尖も温存した場合，後尖温存に比べさらに心機能がよくなるかどうかは明らかではないが，前尖も温存する場合には，一般的には前尖をいくつかに分節化して弁輪に縫着したり，人工腱索を乳頭筋から弁輪に付けたりすることで，容易に僧帽弁輪と左室乳頭筋の連続性を保つことができる．

僧帽弁位人工弁挿入法（Intra? or Supra?）

　僧帽弁置換術において，昔から日本で一般的に行われているのは，人工弁輪にプレジェットを左房側に置き，everting pledgetted mattress 法で糸をかけて人工弁を縫着する方法である（Intra 法）．一方，プレジェットを左室側に置き，non-everting pledgetted mattress 法で糸かけをする方法がある．この場合，人工弁は僧帽弁輪の上に乗る形となる（Supra 法）．糸のかけ方，締め具合の確認などを考えると Intra 法のほうが容易であるが，Supra 法のほうが１サイズ大きめの人工弁が入る．また再弁置換や弁輪石灰化除去後の脆弱弁輪症例などでは，僧帽弁輪を反り返らせる Intra 法ではなく，弁輪にかかるストレスを軽減できる Supra 法が推奨される．患者の病態に適した僧帽弁置換術を行うためにも，また今後生体弁劣化に対する経カテーテル法による Valve-in-valve の時代が訪れることを考えると，大動脈弁でそうであるように，僧帽弁でもなるべく大きめの僧帽弁生体弁を挿入することを心がけるとき，大きなサイズの弁が入る Supra-position は有効なテクニックであり，Intra 法，Supra 法双方ができるように引き出しを増やしておきたいものである．日本でも使用されている CEP MAGNA MITRAL®弁は前尖から両側線維三角にかけての形状を馬蹄形にしているが，この弁はもともと Supra-position をその Concept にしているという．実際，MAGNA 弁は両側線維三角にあたる部位の Flexibility に乏しく，everting pledgetted mattress 法でその部位の僧帽弁輪を弁座にフィットさせるために反り返らせるには無理があると考え，筆者らは CEP MAGNA MITRAL®弁を使用する場合は Supra 法としている．Intra 法にする場合は，CEP 弁でも Cuff が無理なく反り返る MAGNA 弁ではない CEP TFX®弁を使用し，弁選択において使い分けをしている．

---

1) Khonsari S, et al (eds.): Cardiac Surgery, 4th ed., Lipppincott Williams & Wilkins, Philadelphia, p100-109, 2007

Ⅷ. 手術各論② 〜弁膜症手術〜

僧帽弁病変は百人百様，形成術式もまた然り．SAMを意識した手術を

- 僧帽弁病変は一人ひとり顔つきが違い，その病態に合った適切な修復法を施行することが必要である．
- そのためには病態の分類，病変の部位を頭の中で整理しておく必要がある．
- 僧帽弁形成ではいつも SAM を意識すること．

僧帽弁病変の分類

　これは教科書を読めば書いてあることではあるが，若い先生の中には僧帽弁機能不全分類である Carpentier 分類を理解していない方も少なからずいるようなので確認したい（表）．

　病変にはそれぞれの修復法があるが，本項では Type Ⅱ について述べたい．ちなみに，よく耳にする Tethering の Tether という言葉の意味は "縄や鎖で（家畜などを）つなぐ，〜を拘束する" という意味である．

僧帽弁機能不全分類（Carpentier 分類）	
Type Ⅰ	正常な弁尖運動（弁輪拡大，弁穿孔など）
Type Ⅱ	弁尖逸脱（腱索断裂や延長など）
Type Ⅲa	拡張期弁尖運動制限（狭窄：リウマチ熱など）
Type Ⅲb	収縮期弁尖運動制限（心筋梗塞，心筋症による Tethering など）

Type Ⅱ の形成術

　Carpentier の French Correction では逸脱余剰後尖に対しては矩形切除する方法が推奨されていたが，Perier の Respect than resect が話題になったときには後尖もすべて人工腱索で修復する方法が流行したりもした．その後の揺り戻しもあり，賛否はあるものの，前尖逸脱には人工腱索，後尖は切除というのが一般的なコンセンサスとなっているようである．後尖切除法も逸脱の程度により矩形切除だけでなく，三角切除，蝶型切除などが考案されている．初めから広範囲の切除を行うと後戻りができないので，控えめな三角切除＋人工腱索再建が安全かもしれない．前尖逸脱に対しては多くの症例において人工腱索再建で対処できるようになったが，人工腱索長決定が肝となり，術中に正常長の腱索を基準とする "reference point method" が有用となる．人工腱索再建で使用する ePTFE 糸は結紮において滑りやすく，いつのまにかできあがりが短くなってしまうので注意が必要である．結紮時に先細ペアンで把持して結紮する人もいるが，糸の物理的損傷の可能性があるので筆者はそれは行わない．2 本の ePTFE 糸を 8 の字で刺入して長さを固定し結紮すると，結紮時の締めすぎによる短縮が起こりにくい．あらかじめ必要な長さの ePTFE 糸ループを逸脱弁尖に縫い付ける "ループ法" が考案されたが，やり直しのために固定糸を切離する際に弁尖を損傷したり，ループそのものを切ってしまったりと結構煩雑になる．このため "Loop-in-loop" 法が考案されたが，これも結局は 2nd loop の長さ決めの問題が生じて Original Loop 法の良さを失っている．これらすべての問題を解決するため，筆者は 2nd loop 結紮の際に中に決まった太さのネラトンチューブを入れて結紮する "Fixed loop-in-loop" 法を行っている[1]．長さ決定には術前経食道心エコーによる乳頭筋からの距離測定を参考にしている．直径 2.5 mm の

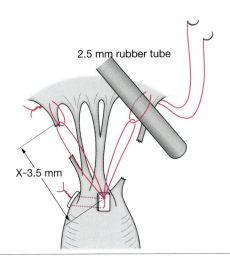

図

［文献1をもとに作成］

ネラトンチューブを使うときは目的とする長さから 3.5 mm を差し引いた 1st loop を作成し，それに 2nd loop として ePTFE 糸を通しネラトンチューブを中に入れて結紮する（図）．2nd loop はマットレスで弁尖に刺入し，ノットが左室側に来るように結紮している．やり直しの際も余裕のある 2nd loop は容易に切断可能で，ネラトンチューブのサイズを変えることで 2nd loop 長を調整できる．

弁輪形成術

　術後僧帽弁逆流再発の危険因子として僧帽弁形成を行わないこと，というこれまでの報告から，原則として僧帽弁リングによる弁輪形成術を行う．僧帽弁リングを縫着するための Mattress の糸かけは左房弁輪より刺入し，左室に一度入って再び左房弁輪に戻るようにするが，左室側に深く刺入しすぎると僧帽弁腱索を引っかけてしまい，弁尖の引きつれを起して逆流を酷くしてしまうことがあるので注意する．そうならないように，糸をかける弁輪に近い弁尖を鑷子で把持し，弁尖が弁輪から離れるように弁尖を牽引して張ら

せることで防止できる．弁輪サイズにもよるが，左右線維三角に1本ずつ，後尖弁輪中央に1本，これら3本の糸の間に3本ずつの Mattress suture，計12本の Mattress suture を基本としている（項目43参照）．

SAM

いずれの方法を行うにせよ，僧帽弁形成において忘れてはならないのが，SAM（Systolic Anterior Motion）をきたさないような形成を意識することである．SAM については別項で詳記する（項目69参照）．

---

1) Tokunaga S, et al: Devised loop-in-loop technique in mitral valve repair. Asian Thorac Cardiovasc Surg Ann **22**: 1132-1134, 2014

なめたらあかん ASD

　ASD 閉鎖術は簡単な手術にもかかわらず，統計では ASD 閉鎖術で毎年必ず死亡例が出ており（1996年から2014年までの ASD 病院死亡率 0.27%，18歳以上/18歳未満は 0.41%/0.17%），空気塞栓と急性心不全が主な原因と思われる．長年，ASD による Qp/Qs 高値にさらされてきた心臓は左室容量が小さい症例も多く，ASD 閉鎖により逃げ場を失った血液を左室が突然すべて請け負うことになる．このような状況で過度の容量負荷がかかると急性左心不全，肺うっ血が生じ不可逆的重症心不全となることもあり，左心補助を必要とするほどの血行動態の破綻をきたすこともある．18歳以上の ASD 症例で手術死亡率が高くなるのもこのためかもしれない．これを予防するために（特に低左室容量症例では）人工心肺離脱時には時間をかけて empty-beating を行い，左室ベント抜去後は左房圧ラインによる左房圧モニター下に左心容量負荷を徐々に進め，慎重な人工心肺離脱を行う必要がある．また，麻酔医は容量負荷過多とならぬよう細心の注意を払う必要がある（人工心肺離脱後や ICU でも）．最近の Amplatzer 閉鎖法でも，高齢者 ASD 症例などでは PAWP を測定しつつ，拡張不全に留意しながら慎重に Amplatzer を置くそうである．

Ⅷ. 手術各論② 〜弁膜症手術〜

忘れられた弁，三尖弁

- 三尖弁は"忘れられた弁"といわれるように，その存在が軽く見られる少し可哀想な弁であるが，きちんとした手術をしないと患者が可哀想なことになる．

三尖弁の展開の仕方

　三尖弁を絵に描く場合に少し長い三角形のように描くことが多いが，実際の助手の力の入れようによってその形はいくらでも変わる．このため，きちんとした三尖弁展開をすることから手術が始まる．右房斜切開を置き三尖弁にアプローチするにあたり，まずプレジェット付き stay suture 3 針で助手側の右房壁を吊り上げると視野が出やすい．このとき吊り上げ糸の牽引の力でいくらでも三尖弁の形が変わるので，三尖弁全体が見えるようにイメージして 3 本とも均等な力で強すぎず弱すぎず（中庸の徳をもって）牽引する．これでよく見えることもあればよく見えないこともあるが，見えない場合は長めのクーパー鋏 2 本を使って 2 本の協調作業で三尖弁全体を展開する．

Ring Suture の弁輪への糸かけ

　三尖弁リングを縫着するための Mattress suture の糸かけは右房弁輪より刺入し，右室にいったん入って再び右房弁輪に戻るようにするが，右室側に深く刺入しすぎると三尖弁腱索を引っかけてしまい，弁尖の引きつれを起して逆流を酷くしてしまうことがあるので注意する．そうならないように糸をかける弁輪に近い弁尖を鑷子で把持し，弁尖が弁輪から離れるように弁尖を牽引して張らせることで防止できる．弁輪サイズにもよるが前尖弁輪に4～5本，後尖および中隔尖に4～5本の Mattress suture を置くことが多い．

三尖弁輪は弱い！

　大動脈弁置換や僧帽弁置換の感覚で三尖弁輪にかけた糸を強く引っ張ると，その脆弱性ゆえに容易に弁輪を裂いてしまう．これは弁輪にかけた糸を Suture holder に挟む際やリングを弁輪に降ろすときに特に留意する．前述のように，原則に沿って正しくかけた弁輪糸が組織を裂くと，右室から右房への交通を生じるため，確実にこれを修復する必要がある．結紮の際に前尖側の糸を助手側に牽引したまま中隔尖側を結紮すると，弁輪からリングが浮いたまま結紮することになり，弁輪組織を損傷することになる．前尖側から結紮する場合は結紮した糸を術者側の頭側に牽引しておくとよい．結紮の順番は，前尖弁輪左端から順に時計回りに進み，もっとも脆弱な中隔尖弁輪左端を最後にする．いずれにしても，毎回結紮する前にリングと弁輪に隙間がないことを確認することが肝要である．

リング縫着後は必ず逆流テストを

　リング縫着を終了したらそれでおしまいではなく，必ず生食による逆流テストを行う．深く刺入した Ring suture が三尖弁腱索を引っかけた場合，弁尖の引きつれによる逆流増悪をきたすことは前述したが，これは逆流テストをしなければわからない．また，左心系弁膜症による機能性三尖弁逆流と謳われていても病変は必ずしも弁輪拡大だけであるとは限らず，弁尖や腱索の

異常によることもある．経験上，術前診断が機能性三尖弁逆流といわれていてもその1割強は弁輪以外にも異常があり，弁尖や腱索への追加処置を要する．それはリング縫着後は逆流テストによって初めて判断できる．

> ### 英語って必要？（その1）
> 　英語力は心臓血管外科医に必要だろうか？　もちろん必要である．留学するためにはもちろん，海外の著名な外科医に教えを受けたり，ディスカッションするにはなくてはならない．海外学会での発表でも必要である．日本の心臓血管外科医のレベルは高い．しかし，英語表現力のせいでそれが十分に世界に通じていないところがある．これからの世代には，英語で日本の心臓血管外科医のレベルの高さを世界に知らしめ，世界の名だたる外科医と互角に渡り合い，ディスカッションを交わせる心臓血管外科医としてドンドン活躍してほしい．

Ⅷ. 手術各論② 〜弁膜症手術〜

大動脈の開け方，閉じ方

- 大動脈弁手術のやりやすさを決める Aortotomy．その成否で同じ手術でも難易度が大きく変わる．大動脈切開においては大動脈弁手術そのものはもちろんであるが，閉じるときのことも考えて開けるということである．

開け方

　上行大動脈を一見すると，基部は右室と脂肪組織で覆われているので，見えるところよりずっと奥に基部は存在する．切開法には横切り，斜め切り，縦切りなどの方法がある．大動脈切開においては大動脈弁手術そのものはもちろんであるが，閉じるときのことも考えて開けるようにする．通常，行われる横切開では右冠動脈起始部の約 1.5〜2.0 cm 遠位部を横に切開し，それを右方向，左方向に切り広げる．左方向（助手側）へ切り広げる際は左冠動脈孔へ近づかないように気をつける．左冠動脈孔損傷は言うまでもなく，切開がここに近くなると閉鎖の際に縫い代がとれず，LMT（左主幹部）狭窄，閉塞の原因となりうる．かといって弱気になって頭側（クランプ方向）に切

開を切り広げると，クランプと干渉し閉鎖がむずかしくなる．右方向（術者側）への切開は，狭小弁輪の際に弁輪拡大が可能となるように，右-無冠尖交連部方向への切開が可能となるような想定切開線を入れる（実際には右方向へ横切開を延長し，弁輪拡大が必要な場合は弧を描くように左-無冠尖交連部方向へ向かう切開線となる）．切開線を延長する際は上記の解剖を目視で確認できるよう，ポンプサクションではなくセルセーバーサクションで無血視野を確保する．上行大動脈の石灰化が強いときは石灰化部分を避けつつ切開線を入れることになるので，通常の切開ができない場合もある．閉鎖時の縫い代を考慮し，石灰化病変ギリギリで切開することは避ける．場合によっては大動脈縦切開を入れる必要に迫られることもある．縦切開でも良好な視野をとることが可能ではあるが，大動脈弁操作に一生懸命で，気がつくと縦切開が大動脈弁輪まで裂けてしまうこともある（たいていはそうなる）．この場合，閉鎖時に人工弁弁座ともども糸をかけて大動脈を閉じる手もあるが，筆者は人工弁を降ろす前にプレジェット付きマットレスで弁輪近くのAorototomy断端にあらかじめ閉鎖用の針糸をかけておき，人工弁縫着後にこの糸を結紮して大動脈閉鎖を始めるようにしている．

閉じ方

Aortotomy閉鎖は切開両断端にFigure of 8で4-0 Polypropyleneをかけて結紮後，連続縫合で閉鎖する．この際，切開部よりもさらに奥の組織をとるようにして針糸をかけることが確実な止血につながる．極端に脆弱な大動脈壁の場合，切開両断端にプレジェット付きマットレスをかけて吻合を始めたほうが安全である．Over and overで閉じる人もいるが，日本ではMattress & running sutureの二重で閉鎖することが多いようである．大動脈壁石灰病変ギリギリで切開を入れた場合，閉鎖のための運針が不可能となることがあるが，CUSA®で石灰化内膜を除去することで針が通るようになる．大動脈切開閉鎖の結紮を行う前には左室ベントをOffにして左心系の空気抜きを行い，大動脈内の空気抜きも確認したうえで結紮閉鎖し，ベント再開とする．

ST junction の石灰化に困ったら

　大動脈切開も無事に終わって，選択的冠還流を行おうとしたらST junctionの石灰化で冠動脈入口部が見えなかったり，人工弁を弁輪に落とそうとしたらST junctionの石灰化に引っかかって落ちなかったりという経験はないだろうか．この際，勇気をもって石灰化をとりにいこう．まず石灰プレートの上縁に尖刃を当て，石灰に沿って内膜に切開ラインを作成する．次に鑷子を両手に持ち，片手は石灰プレートを把持し，もう一方はプレート近くを把持し，プレートを把持した鑷子をひねることにより，石灰プレートが内膜ごと剥がれてくる．プレート下縁ではメッツェン，もしくは尖刃で内膜を離断する．これによりプレートが除去できる．プレートが大きい場合は，プレートを両手鑷子で把持し，どちらかの手をひねることにより割ることができる．割れた後は前述と同様に除去する．

　石灰プレートが冠動脈入口部に連続している場合で，冠動脈入口部狭窄がない場合は，プレートを冠動脈入口部からやや離れた場所で離断し，可能であれば内膜固定を行っておく．入口部狭窄がある場合，本当の入口部付近だけの狭窄であれば，この部位の内膜摘除術も1つの方法であるが，冠動脈解離を生じる可能性があるため，特に左冠動脈主幹部ではバイパス術，もしくは入口部パッチ形成併用が安全である．

　石灰内膜摘除術後に残った外膜組織に亀裂が入っていたり，脆弱であったりする場合は，自己心膜を使った内膜補強を行ったほうがよい場合がある．人工弁を縫着した後に，確認して必要な部分に対してパッチ補強をしておこう．

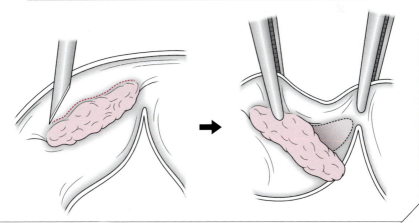

Ⅷ. 手術各論② 〜弁膜症手術〜

右房切開と閉鎖の仕方

・ここでも閉鎖のことを考えて右房切開を行う.

右房の開け方

　上大静脈（SVC），下大静脈（IVC）のテープをターニケットで締めた後に右房を開ける．左房切開の上方中隔切開法における右房切開と同じであるが，最初の右房切開は閉鎖時を考えて房室間溝（右冠動脈）に近づきすぎないようにする．頭部方向へは右房前面から右心耳方向へ延長する．SVC方向へ切開を展開するとSVCと右房の接合部には洞結節があるため，SVC方向には決して近づいてはならない．尾部方向への延長は房室間溝（右冠動脈）とIVC脱血管に気をつける．IVC脱血管は右房尾側の外側に置いたほうが尾部方向への切開を長く延長できる．つまり，右房切開閉鎖時の縫い代となる房室間溝（右冠動脈）とIVC脱血管の幅を確保するということである．

右房の閉じ方

　時に右房壁はとても薄く，針穴からの出血や縫合線の裂けが生じることもあり，他の切開に比べて閉鎖に気をつかう部位でもある．右房壁が菲薄で脆弱なときは，縫合部位の右房壁を内側に内反して二重にその部位を 4-0 Polypropylene running suture で閉鎖する．これは小児心臓外科で行われる右房閉鎖法である．右房壁が厚い場合は内反する必要はない．Mattress & running で閉じる方法もある．右房切開の尾側から閉鎖を開始するが，切開尾側端に Figure of 8 で 4-0 Polypropylene をかけて結紮後に連続縫合で閉鎖する．ここでも切開断端部よりもさらに奥の組織をとるようにして針糸をかけることが確実な止血につながる．連続で右房切開線を尾側から切開頭側端まで縫い上がり，ここで空気抜きを行って結紮する．頭側端で結紮するのは，ここがもっとも高位にあって空気抜きがしやすいからである．

おまけ（SVC，IVC のテーピング）

　右房切開をするには，全身から戻る静脈血を SVC，IVC のテープをターニケットで締めて SVC，IVC を遮断して完全人工心肺下にしなければならない．SVC では遮断を脱血カニューラとともに行う場合は脱血管近傍のレベルでテーピングを行う．この場合，右肺動脈の前壁に沿って剥離してテープを通すと簡単である．また，右肺動脈と SVC 交差部のすぐ頭側のスペースにテーピングする方法もある．SVC 頭側寄りでテーピングする場合，奇静脈を損傷しないようにする．SVC 遮断を脱血カニューラを含まずに心臓側で行う場合は，右肺動脈と SVC 交差部のすぐ尾側のスペースにテーピングする．IVC テーピングを行う場合は IVC 頭側で右房外側（右下肺静脈尾側）の心膜を剥離してテープを通すことになるが，この部位の剥離は助手にツッペルで右房壁を左側に圧迫させて視野を出し，セルセーバーサクションに使う Yankauer サクションの先端で鈍的に剥離するのがよい．左手の第 1 指，第 2 指で IVC 上端の右房後壁を指先で挟み込んで剥離する方法もある．テーピングのためのサテンスキー鉗子を同部に通すときは，横隔膜側からいきなり右房右側に通そうとすると IVC 後壁を損傷することがある．サテンスキー

先端は横隔膜からまず頭側に進み，少し行ったところで右側に方向転換して右房右側に出る感覚で進める．いずれにせよ，テーピングにおいてはSVC，IVCと周囲血管，左房を損傷しないように気をつける．損傷するとしたらいずれも裏側なので，修復が面倒となる．

英語って必要？（その2）

　1980年代はがん患者に告知することはまれであり，患者が心配しないようなるべく英単語を使ったり書いたりするように言われていた．そのような背景もあり，医学用語は英語で覚えるように言われていたし，使っていた．しかし，今はがん告知が普通となり，メディカルスタッフも理解できるようにカルテ記載も日本語を，との指導が入っている．このためか若い人たちは（皆とは言わないが）驚くほど英語を知らず，われわれの業界において共通言語としての英語は危機に瀕している．ある若い医師に「学生のときに英語習わなかったの？」と尋ねると，「いえ，英語使うと"学生のくせに偉そうに英語使うな"って怒られました」とのこと．指導する側にも問題があるのかもしれない．日本人以外の人とのコミュニケーションをとろうとするとき，最新の知見に触れようとするとき，やはり共通言語は英語である．意識して英語に接するようにしよう．

Ⅸ．手術各論③ 〜大動脈手術〜

脳保護について：あなたは安心型？それとも追い込み型？

- 脳保護のあらゆる方法について理解する．
- 原則を忘れずに各自がやりやすい方法を．

選択的脳灌流について

　弓部大動脈置換術においては，さまざまな脳保護法を理解し，臨機応変に使い分けるようにする必要がある．各術式の特性を理解し，自分がやりやすい方法を選ぶべきである．

　安心して Arch の吻合作業をしたい場合は選択的脳灌流法がよい．Distal 吻合に十分な時間をかけることができ，心停止時間を短くすることもできる．頭を冷却したままでいると 3 分枝の再建もゆっくりできる．

　実際の選択的脳灌流では，各分枝へのカニュレーションがポイントとなる．基本的には循環停止前に 3 分枝にテーピングを行い，ターニケットを装着しておく．Head down position にて循環停止をした後に弓部を切開し，debris が落ち込まないように各分枝をきれいな部位でトリミングしてから，

エアが混入しないようにカニューラを挿入して分枝送血を開始する．バルーンの水は適切な量を入れることが重要である．腕頭動脈への挿入時は深すぎると右鎖骨下動脈のみの送血になってしまうことがあるので注意を要する．NIRO®などの脳血流のモニタリングにて判断する．左総頸動脈は多少深くなっても構わない．左鎖骨下動脈は時々，かなり奥の視野になることがあるので注意を要する．また，Distal archの瘤が大きいときは左鎖骨下動脈が瘤に接している場合もあるので注意を要する．できたら，このときに左胸膜を破らずに開胸しないようにするとよい．3分枝にまったくテープを通さず，滑り止めバルーンが付いた脳灌流カニューラを使用する方法もある．

　Distal吻合終了後に復温を開始するが，このときに頭部も一緒に復温すると，3分枝の再建中に脳の温度が上昇してしまう．一方で復温が遅くなると人工心肺時間の延長につながる．そこを解決する方法としてcool head and warm body法がある[1]．脳分離循環をまったく別の回路にして冷却した血流を送り，頭部も冷却しておき，吻合が終了次第，復温を開始する方法である．この方法であると吻合終了時に弓部以下が復温されているので人工心肺時間を短縮できる．

　また，脳分離循環を採用したときに脳や下半身の循環停止時間を減らすための工夫として，脳虚血時間をゼロにする方法がある．冷却中に頸部3分枝を剝離し，遮断可能な状態にしておく．ある程度冷却したところで，左総頸動脈をクランプして脳分離のカニューラを挿入する．左総頸動脈の断端はラージヘモクリップで閉鎖する．左鎖骨下動脈は弓部に近い部分とできるだけdistalをクランプして左鎖骨下動脈を離断し（Proximalはヘモクリップで遮断），そこに人工血管の側枝を切り取ったものを吻合して，人工血管から左鎖骨下動脈に送血する．

　最後に腕頭動脈を遮断して離断した後に脳分離のカニューラを挿入する方法である．この方法だと，常に3分枝のどれかに血流が保たれており，脳にまったく血流がない状態を避けつつ脳分離循環を確立することが可能である．

循環停止について

　循環停止のメリットは，煩雑な脳分離カニューラもなく，無血視野で吻合

ができる点であるが，デメリットとしては吻合時間が限られる．吻合部の性状がよいときや，吻合場所が手前にある場合はよい方法である．また，最低体温に関しても，循環停止の場合がより低くなるので止血能などで注意を要する．

　実際は十分に冷却されたことを確認し，脳保護のためにステロイドを投与する．Head down position にて循環停止を行う．この後の弓部のトリミングはゆっくりすべきではなく，手際よく行う必要がある．Distal 吻合が終了したら，脳血流再開にもっとも適した分枝への吻合を行うべきである．

　時間が気になる場合は逆行性脳灌流を併施してもよい．下半身の循環停止時間が長くなりそうなときは下行大動脈にバルーンを挿入し，FA から送血を始めることも考慮したほうがよい．

　いずれにせよ，温度や虚血時間を考えたうえで臨機応変に対応しつつも，迅速に吻合をする必要がある．

---

1) 堀　辰之ほか：弓部大動脈瘤に対する脳分離体外循環における Cool Head-Warm Body 法の臨床的有用性の検討．人工臓器 **29**：80-84, 2000

地雷

　心臓大血管手術を無事終了するということは，途中いくつも埋まっている地雷を避けつつ前進して無事目的地に到達することである．地雷を踏んでしまうと大爆発して，それからのリカバリーに難渋したり，場合によっては命を落としたりすることもある（ただこの場合，死ぬのは外科医ではなく患者である）．手術中に一つひとつの地雷を探しながら進むといつまで経っても手術は終わらない．このため，術者になる前に数多くの助手を経験して，どこに地雷が埋まっているかを学ぶ必要がある．ただ，以前より術中合併症が少ない現代，昔ほど地雷の爆発を目にすることは少ないかもしれない．そこで大事なのは，術中に指導医が地雷の場所をそのつど若い医師に教えることである．自分が踏んだ地雷，見たことがある地雷，聞いたことがある地雷，それらを事あるごとに伝授する必要がある．地雷の場所さえ知っていれば，かなり安全に前に進むことができる（時に地雷そのものに向かっていく手術もあるが…）．

IX. 手術各論③ 〜大動脈手術〜

50

弓部置換術：
頭と下半身，
どっちが重要!?

- 脳保護法に応じた吻合の順番の原則を理解する．
- 状況に応じて臨機応変に対応できるようにする．

選択式脳分離循環におけるコツ

　弓部大動脈置換においては，脳保護，下半身保護（脊髄や腎臓など）が重要である．そのため，さまざまな補助手段が使用され，温度もさまざまである．下半身温度が25℃で，3分枝のうち3本に脳分離循環を使用する場合は，左鎖骨下動脈の再建のタイミングに注意を要する．先にdistal吻合を終了させてからすべきか，先に左鎖骨下動脈を吻合してから下半身循環停止としてdistal吻合をすべきかは，先にdistal吻合を完成させたときの左鎖骨下動脈の視野が良好に確保できるかどうかで決定するとよい．良好な視野で左鎖骨下動脈が吻合できるときは，人工心肺時間を短くするために，distal吻合を先にしたほうがよいし，視野が悪い場合は多少時間がかかっても，安全にdistal吻合を完成させる前に左鎖骨下動脈吻合を終了させるのがよい．

通常では心停止時間を減らすために，次に中枢側吻合を行い，大動脈遮断を解除した後に腕頭動脈と左総頸動脈を再建する．

　オープンステントを用いた弓部大動脈置換をする場合は左総頸動脈と左鎖骨下動脈をクランプする必要があるので，そのときに視野の悪い左鎖骨下動脈だけ分枝の人工血管を切ったもので吻合を先に行い，その人工血管から脳分離を開始する方法も手間がかかるが安全に吻合できる方法である．

循環停止の場合のコツ

　循環停止の場合は下半身と脳の両方の虚血時間を考慮する必要がある．循環停止にした後にまずはdistal吻合を行う．頭の血流を再開させる．腕頭動脈を吻合すると右半分の脳血流は確保されるので先に吻合するのがよい．その後側枝より血流を再開し，その後に左総頸動脈を吻合し，この時点で左鎖骨下動脈を吻合してもよいが，心停止時間が長くなるときは先にProximal吻合をしてもよい．いずれにせよ，循環停止の場合は温度，虚血時間によって臨機応変に下半身，脳の血流再開を考えつつ，吻合の順番を変更するとよい．

臨機応変に対応を

　吻合の順番は血管の性状によっても臨機応変に対応する必要がある．トリミングに時間がかかることもあり，温度，虚血時間，他の補助手段（逆行性脳灌流，distalにバルーンを挿入し，FAから送血して灌流するなど）があるかないかで，脳への血流再開が重要か，下半身への血流再開が重要かを考える必要がある．

Ⅸ. 手術各論③ ～大動脈手術～

51

大動脈手術における確実な人工血管吻合のために

- 良好な視野，組織の脆弱性の補強，確実な吻合があれば出血せず遠隔期も安心．

自己大動脈組織の補強

　良好な視野出しに関しては別項に譲り（項目 55 参照），ここではまず自己大動脈の補強に関して述べる．しっかりとした強度のある大動脈壁の症例では，特に補強はいらない．しかし心配なので，人工血管吻合において大動脈外側にフェルトストリップを巻いて補強とすることが多い．フェルトストリップと大動脈壁の間にサージセルニューニット®を挟むと針穴からの出血が防止できる．解離症例では長めにトリミングした外膜を断端で内側に折り曲げ補強として使える．極端に脆弱な大動脈壁の場合，既存の補強法では事足りず，縫っても縫っても壁が裂けるとどうしようもなくなることがある．このような場合，大動脈壁外側補強に使うフェルトストリップとその内側のサージセルニューニット®の間に BioGlue をサンドイッチにして，より強固

な補強材とするBioGlue RS（rolled sandwich）法が有効である[1]．これはフェルトストリップと同じサイズのサージセルニューニット®をBioGlueで貼り付けるわけだが，BioGlueの厚みを2～3 mmにすることで，BioGlueが人工血管吻合において適度な硬さの補強材となるものである．フェルトストリップとサージセルニューニット®をBioGlueで貼付したら，すぐに吻合する大動脈と似たようなサイズの人工弁サイザー（筒状のもの，注射器でもよい）に巻き付け，約2分間ほど待って丸い形状をつける．これを4-0 Polypropylene mattress suture 4針で大動脈外側に固定する．紙のように菲薄化した大動脈壁では内側にフェルトストリップを入れ，内側全周の補強としたほうがよい．

確実な吻合

大動脈と人工血管の吻合に関しては二重の連続縫合にしたり，マットレス＋連続吻合，人工血管外翻法など，さまざまな方法がある．吻合は細かく縫えばよいわけではない．あまり細かすぎるとミシン目がピリピリと裂けるように出血の原因となる．縫合ラインは凸凹ではなく，大動脈断端からの距離を一定にして同じライン上に来るようにする．これにより糸を締めた場合でも一点に大きな力がかかることなく均等に分散され，針穴からの出血を最小限に抑えられる．筆者は大動脈と人工血管の吻合では原則としてTelescope法による4-0 Prolene single running sutureを行っている．その際，運針の幅を4 mmとしている（Rule of 4）．Single running sutureであっても，適切な壁補強に加えて上記の原則およびRule of 4を厳守することにより，大動脈吻合部からの出血に困ることはほとんどない．またコツとして，吻合する大動脈と人工血管断端にそれぞれ4等分（90°ずつ）してペンで印を付けると，連続吻合であっても配分を間違えることなく吻合することができる．針の方向は貫通する対象（血管壁）に垂直に入って垂直に出すのが原則である．これは横方向にも縦方向にも徹底されなければならない．たとえば大血管断端を縫う場合，その針の方向は血管の中心部から放射状に外側に向かうように意識することが大切である（図1）．これにより針は自然と左右にぶれることなく，垂直に壁を貫通することになる．遠近方向にも垂直な針入れ

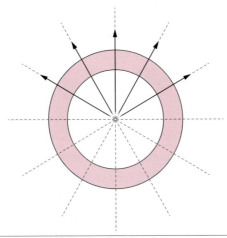

図 1　血管断端縫合における針の向きは放射状をイメージする
［德永滋彦：心臓血管外科縫合法の原則．胸部外科 **67**: 1094-1095，2014 をもとに作成］

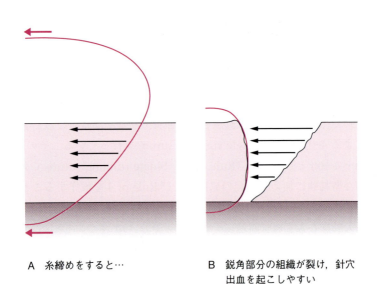

　A　糸締めをすると…　　　　　B　鋭角部分の組織が裂け，針穴
　　　　　　　　　　　　　　　　　　出血を起こしやすい

図 2　針が血管壁に斜めに入り，斜めに出た場合
［德永滋彦：心臓血管外科縫合法の原則．胸部外科 **67**: 1094-1095，2014 をもとに作成］

をすることを意識しなければならない．仮に血管壁に針が斜めに入って斜めに出た場合，この糸を締めることで鋭角になった部分の組織は強度が弱めで裂けやすいため，針穴出血を惹起する可能性が高くなる（図2）．この糸締めによる血管壁の裂開を極力避けるためにも，針は垂直に入れ垂直に出すイメージをもつことが大切である．

---

1) Tokunaga S, et al: Devised reinforcement of distal stump in total arch replacement using BioGlue. Asian Ann Thorac Cardiovasc Surg 22: 755-757, 2014

失敗したと思われる人工血管修復術

　70代歳の男性で，胸部異常陰影を指摘されてCT検査を受けた結果，30 mm程度の囊状動脈瘤を胸部下行大動脈に認めた．ステントグラフトもない時代で，動脈瘤への入口部も20 mm弱ときわめて小さいため，側開胸＋部分体外循環下に人工血管で瘤切除＋パッチ形成術を施行した．手術後経過も良好で普通に過ごしていたが，手術後1年3ヵ月に自宅で突然死された．原因は不明であるが，瘤付近の血管は脆弱であり，パッチ形成では縫合線のストレスも大きいことから，破裂した可能性もあると考えている．やはりこのような症例では，人工血管置換が安全であると考えさせられた症例であった．

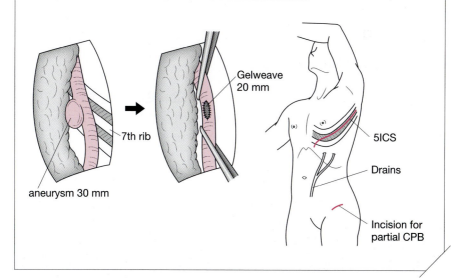

IX. 手術各論③ ～大動脈手術～

52

連続縫合部の出血は糸の緩みから

- 連続縫合では結紮前に神経鉤で緩みをとるべし．
- 吻合部のストレスが大きい場合はU字マットレスの追加縫合でカッティング防止．

連続縫合糸が緩んだ場合

　心臓血管外科では多くの血管吻合を1本の連続縫合で行っている．つまり1ヵ所が緩むと全体に波及する．まさに一蓮托生である．まずは緩みを防ぐ方法を述べる前に，緩みが生じる理由について考えよう．
　①組織のカッティングを心配して緩く牽引していた．
　②拍動とともに組織のカッティングを生じて相対的に緩くなった．
　このどちらかであろう．①に対しては，結紮前に神経鉤などを使用してカッティングを生じない方向に牽引しながら緩みをとればよい．また連続縫合の結紮後に吻合部の糸の緩みを認めた場合は，神経鉤で緩んだ糸を引っ張り上げ，ここに糸を通して吊り上げる（糸①）．次に吊り上げた糸の近位部に追

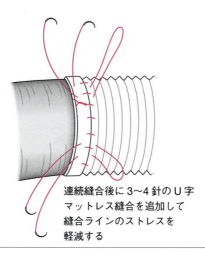

図1　連続縫合後に3〜4針のU字マットレス縫合を追加して縫合ラインのストレスを軽減する

加針を入れ，これを単結節縫合する（糸②）．そして糸①を軸糸，糸②を巻き糸としてOne-hand結紮を行う．糸①の部位は糸②の運針をかけやすい部位にするとよい（項目41参照）．②に関しては予測不能であるが，これを改善させるためには，単結紮縫合など，多くの縫合糸を用いてリスクを分散するという考えもあるが，これも煩雑である．連続縫合を行い，緩みをとって結紮した後に，縫合ラインを跨ぐようにU字マットレス縫合を3〜4ヵ所ほど加えるのが有効である（図1）．これにより縫合線へテンションが伝わりにくくなり，カッティングが生じにくくなる．またU字マットレス部分で糸が滑りにくくなるので，仮にカッティングを生じても緩みによる影響は限局的になる．U字マットレスをかけるコツは，①連続縫合の縫合ラインより少しだけ幅広にとる（幅をとりすぎない），②U字マットレスにはカッティングストレスがかかるため，少なくとも自己血管側にプレジェットを使用することである．ぜひ活用してほしい．

　また，縫合部位を最初に3点ないしは4点で固定して連続縫合を行い，その固定の糸を通過するたびに結紮すると緩みが少なくなるし，均等に吻合が可能となる．

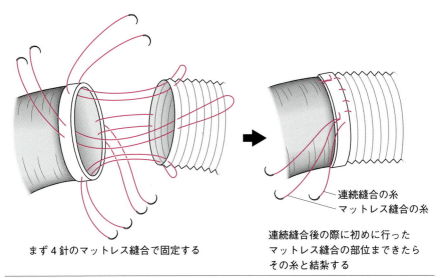

まず4針のマットレス縫合で固定する

連続縫合の糸
マットレス縫合の糸

連続縫合後の際に初めに行った
マットレス縫合の部位まできたら
その糸と結紮する

図2

連続縫合糸が切れた場合

　連続縫合で糸が切れたら，まず切れた断端部を確認し，モスキートペアンで把持して確保する．どちらかの断端近くで新しい糸を用いて1針だけ結節縫合を行い，その糸と結紮後に把持した断端とを器械縫合で結紮する．新しい糸でほどけた部分の連続縫合を行い，対側の断端糸と器械縫合を行って結紮を完了する（図2）．

Ⅸ. 手術各論③ 〜大動脈手術〜

急性大動脈解離：
さあ，
はじめての緊急手術だ！
あれ，大丈夫？

- ポンプをスタートしたからといって油断できない．落とし穴に注意．
- 状況に応じて臨機応変に対応できるようにする．

急性大動脈解離の怖い落とし穴
〜malperfusion〜

　急性大動脈解離ではエントリーやリエントリーの位置によりさまざまな血流を呈するため，送血の開始，遮断により血流分布が変わる可能性がある．Malperfusionである．急性大動脈解離の死亡原因としては，広範囲の脳梗塞や心筋梗塞，腸管壊死，下肢の虚血再灌流障害が多いことを考えると，救命のためにはこれらの臓器への虚血を可及的速やかに解除する必要があることを常に念頭に置いておかなければならない．

　まず，流量が保たれているからといって油断はできないことを肝に銘じておくべきである．大動脈解離の分枝虚血の機序には，解離のflapによる真腔血流低下や分枝血管開口部の閉塞による動的閉塞（dynamic obstruction）

53. 急性大動脈解離：さあ，はじめての緊急手術だ！あれ，大丈夫？

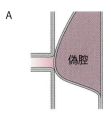

偽腔拡大による真腔,または,分岐入口部の閉塞

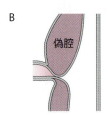

大動脈解離による分岐入口部閉塞

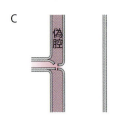

分岐部
分岐部の内膜離断損傷部の内膜フラップによる
血流減少と血栓形成．
あるいは，損傷部治癒過程での組織の退縮

図　解離による分枝閉塞
[日本循環器学会．大動脈瘤・大動脈解離診療ガイドライン（2011年改訂版）．http://www.j-circ.or.jp/guideline/pdf/JCS2011_takamoto_h.pdf（2018年12月閲覧）]

と，分枝血管自体の解離や血栓による静的閉塞（static obstruction）がある[1]（図）．Dynamic obstruction には偽腔減圧で対処可能であるが，static obstruction には直接的血行再建が必要であり，たとえ真腔が保たれても，臓器虚血の可能性が常にあることを理解すべきである．これらに気づくためには急性大動脈解離の人工心肺における malperfusion の部位，頻度を覚えておかなければならない．文献的には，急性A型大動脈解離の脳梗塞発症頻度報告は7〜14％[2]，心筋梗塞などの冠動脈虚血は6〜15％[2,3]，腸管虚血

や腎虚血は2〜3％[2,4,5]，下肢虚血は7〜12％である[1〜5]．トータルすると全体の10〜33％程度にmalperfusionが合併することを覚えておかなければならない．

Malperfusionハイリスク症例も見分けられるようにならないといけない．術前からすでに脳梗塞や心筋梗塞，対麻痺，腎不全，下肢虚血を発症しているものや，術前の造影CTで灌流不全が疑われる部位のある症例はハイリスクである．CT，エコー，心電図，尿量，身体所見を駆使してmalperfusionの早期発見に努めることが重要である．

術中は手術室でのモニターが重要である．経食道心エコーは真腔の大きさや血液フロー，心筋の異常運動の検出に優れている．近赤外線酸素モニターも脳の血流評価に有用であり，左右差や絶対値をチェックする．このデバイスは下肢の虚血の検出にも効果を発揮する．左右の橈骨動脈，大腿動脈の動脈圧によるモニタリングも圧差を評価することでmalperfusionの評価が可能である．尿量のチェックや下肢の色調変化，血液検査のチェックも頻回に行う必要がある．

知識と経験を生かした臨機応変な対応を！

当たり前だが，何事も準備が大切である．急性大動脈解離の緊急手術では手技も高難度である場合があり，そちらに意識が向かいがちであるが，状況の把握とその判断，迅速な対応が患者の生死を分ける．Malperfusionは発生しうると考えておくべきで，そのために必要なモニターの設置を術前に行うことは重要である．前述のモニター類をあらかじめ準備する周到さが求められる．また，常に複数の送血アプローチ手段を想定しておくことも必要であり，どのような状況にもいつでも対処できるように心がけておくことが大切である．

そのような観点からいうと，すでに術前に手術は始まっている．術前に心筋梗塞を発症し，特に左主幹部が閉塞したものは，循環補助下にPCIを先行させる方法もある[6]．循環動態が安定していて腹部臓器や下肢の虚血が明らかな場合は，fenestration作成やSMAへの血行再建，ステントなどの血管内治療を先行させることも考慮する[7]．臨機応変な対処をしてから手術室

に向かうべきである．

　実際に手術が始まってからもさまざまな対応を求められる．手術ではまず胸骨正中切開後に心膜を開けるが，この際に心タンポナーデになっている状態で通常どおりに勢いよく心膜切開を行うと，心タンポナーデが解除されて突然の血圧上昇が起き大動脈破裂をきたす．このため心膜に小さな穴を開けて少しずつ心囊液（血液）排液を行いつつ，麻酔科医に血圧コントロールをしてもらう．それでも破裂することがあるので，そのときはただちにヘパリンを投与して血液を回収しつつ，人工心肺を確立して低体温を目指す．このため心膜を開ける前に必ず人工心肺回路はスタンバイにしておく．

　それまで問題がなくても人工心肺開始直後にmalperfusionが突然生じることがあり，その場合に余裕があるときは，一度人工心肺のフローを落として自己拍動を再開させ，送血部位の評価，人工心肺の異常の有無の確認を行うべきである．人工心肺開始時には真腔への送血が確実にできる部位を術前に選択する必要がある．上行大動脈や腋窩動脈，経心尖部的上行大動脈送血などの真腔への確実な送血が可能な部位を選択する．冠動脈虚血の場合は近位側の断端形成で，冠動脈の血流が戻る場合はいったん人工心肺を離脱して，それでも壁運動が不良なときにCABGを追加する．明らかに冠動脈への虚血を認める場合は，心停止中のCABGが望ましい．脳虚血の解除には頸部3分枝の真腔送血を確立することが重要である．頸部分枝に問題がないことを確認して遠位側吻合部を早急に完成させることが肝要である．腹部臓器の虚血は早期発見が重要である．判断が困難な場合は開腹して腸管を観察することも考慮する．腹部臓器血流低下が明らかな場合はただちにバイパス術を追加する必要がある．手術はエントリーを切除するcentral repairが基本となるが，早期にエントリーを切除し，真腔に吻合を完成させて送血を開始することが重要である．

　急性A型大動脈解離は夜中の緊急手術になる場合が多いので，トレーニング中の若手心臓血管外科医がすべての状況を把握しなければいけない状況になりうる．常にさまざまな状況を想定しておくことも必要であり，いつでも対処できるように心がけておくことが成績向上に必要不可欠である．われわれの分野において，急性大動脈解離ほどunpredictable（予測できない）

な手術はない．

1) Williams DM, et al: The dissected aorta: percutaneous treatment of ischemic complications-principles and results. J Vasc Interv Radiol **8**: 605-625, 1997
2) Pacini D, et al: Acute type A aortic dissection: significance of multiorgan malperfusion. Eur J Cardiothorac Surg **43**: 820-826, 2013
3) Girdauskas E, et al: Surgical risk of preoperative malperfusion in acute type A aortic dissection. J Thorac Cardiovasc Surg **138**: 1363-1369, 2009
4) Perera NK, et al: Optimal management of acute type A aortic dissection with mesenteric malperfusion. Interact Cardiovasc Thorac Surg **19**: 290-294, 2014
5) Yamashiro S, et al: Management of visceral malperfusion complicated with acute type A aortic dissection. Interact Cardiovasc Thorac Surg **21**: 346-351, 2015
6) Cardozo C, et al: Acute myocardial infarction due to left main compression aortic dissection treated by direct stenting. J Invasive Cardiol **16**: 89-91, 2004
7) Yang B, et al: Management of type A dissection with malperfusion. Ann Cardiothorac Surg **5**: 265-274, 2016

左手

25年ほど前，大学医局同門会の講演で東京のK教授にご講演いただいた．K教授は心臓の話ではなく，右脳の話をされた．詳細は覚えていないが，人の脳は使われてないところがたくさんある，とのお話だった．なるほどと思った私は次の日から左手で箸を使って食事をすることにした．初めは箸がうまく動かず，まともに味もしないありさまだったが，1ヵ月もすると何とかなり，半年もすると普通に食事をしていた．気がつくと深い部位の右手バックハンドではむずかしい角度の運針を左手で行えるようになっていた．クリーブランドクリニックにDr. Loopという左右の手を自在に操るすごい先生がいた．アメリカ人である彼は左手で箸を使うことで左手の練習をしたという．「俺と同じじゃん」と思った（正確には俺が同じ，なのだが）．何事もゼロからのスタートである．

Bentall手術:
止血のための工夫

- 二重の備えをしておけば安心感がまったく違う．

Bentall 手術での出血

　人工弁付き人工血管による基部置換である Bentall 手術では，吻合を終えて人工心肺を離脱した時点で，基部吻合部を直接目視することはできず，出血が起きた場合にはそのコントロールは非常にむずかしく，押さえ込みで止血できない場合には再度心停止を行ってやり直しを必要とすることもある．こうなると長時間の心停止となり，心機能，凝固能，全身炎症反応の観点からも生命にかかわる可能性もある．

Bentall 基部吻合の吻合補強

　基部吻合は人工弁および人工血管を吻合することになるが，吻合が緩かったり，弁輪が裂けたりした場合には，弁置換術とは違い，弁周囲逆流では済

まずに出血が外部に出てくることになる．基部吻合は深くて目視できないため，その外科的修復は困難である．これに対し，弁輪の上のValsalva洞組織を人工弁より頭側の人工血管に連続縫合で縫い付けるCopeland法がある[1]．これはValsalva組織による二重の止血効果があり，有効である．これは初めから人工弁が人工血管と一体化したもの（CarboSeal Valsalvaなど）でも，Valsalva組織を短めにトリミングして人工弁カフに直接，連続で縫合することも可能である．再手術などで剝離がむずかしい場合はInclusion法で縫い付けることも可能である．同様のコンセプトであるが，人工弁を縫い付ける人工血管基部を外翻してカフを作成し，そこにValsalva洞組織を縫い付ける"French Cuff"法もある[2]．これはカフがあるため，吻合が容易である．また，弁付きグラフトにマットレス吻合を行う場合に自己心膜ストリップを基部全周に取り付けて結紮し，この自己心膜ストリップをカフとしてValsalva洞組織を縫い付ける方法も有効である[3]．

冠動脈ボタン吻合部の止血

　冠動脈ボタン吻合部も深くて止血確認がむずかしい．このため，ボタン吻合の補強として直径2 cmほどのドーナツ状フェルトを作成し，ボタンに通して吻合を行う．この場合も冠動脈ボタン側，人工血管側にマーキングペンで4等分に印を付けることで，連続縫合であっても配分を間違えることはない．冠動脈ボタン吻合は左が終わった時点で，グラフト断端から心筋保護液を圧をかけて注入し，吻合部からの出血を確認する．出血があればこの時点で止血を行う．左冠動脈ボタン吻合が終わると右冠動脈ボタン吻合の前に大動脈遠位側吻合を行い，心臓にいったんボリュームを戻して右室が張る状態で右冠動脈ボタン吻合部を決定したほうが，右冠動脈の適度な長さ決定が容易であり，右冠動脈Kinkingを予防できる．

---

1) Copeland JG 3rd, et al: New technique for improving hemostasis in aortic root replacement with composite graft. Ann Thorac Surg **55**: 1027-1029, 1993
2) Yan TD: Mini-Bentall Procedure: The "French Cuff" Technique. Ann Thorac Surg **101**: 780-782, 2016
3) Mohite PN, et al: Use of pericardial strip for reinforcement of proximal anastomosis in Bentall's procedure. Interactive CardioVasc Thorac Surg **11**: 527-528, 2010

X. 手術各論④ 〜その他〜

吻合部視野出しのコツ

- 見えてなんぼの外科手術．ちょっとした工夫だけで手術のやりやすさが大きく変わる．

冠動脈

　よくやるのが冠動脈両脇の外膜にStay sutureをおいて両側に牽引する方法．脂肪や心筋深くに存在する冠動脈を剝離した場合，冠動脈両側の土手が視野を妨げることになるが，これは眼瞼リトラクター（eyelid retractor）で土手を両側に押したり，両側の脂肪や心筋の土手の止血も兼ねて土手に連続縫合をかけ，これを冠動脈両側に牽引する方法もある．オフポンプではAir blowerで吻合部の血液を吹き飛ばす必要があるが，これは助手のセンスが大きく問われる手技でもある．心停止で吻合部に湧き出る血液で苦労するときには，上行大動脈に立てた心筋保護液ラインにパージラインをつないで陰圧をかけると無血視野を得られる．

大動脈弁

　まず大動脈基部に覆い被さってきている右室流出路左側の脂肪組織にプレジェット付きマットレス糸を2対（ないし3対）かけて尾側へ牽引すると，基部が見えてくる（右冠動脈損傷に注意のこと）．上行大動脈切開後に各交連部（またはnadir）に3本のStay sutureをかけて牽引する方法がよく行われる．Estechリトラクターがある場合は大動脈弁鉤2本で良好な視野を確保できる．また，大動脈弁輪の視野出しには助手による2本のクーパー鉤が有用である．

僧帽弁

　視野出しという意味では，右側左房切開より左房上方中隔切開のほうが僧帽弁がよく見える．洞調律維持という意味からは右側左房切開が行われる（項目42参照）．上方中隔切開では助手側の切開頭側上端，右房壁-左房壁-心房中隔合流部，切開尾側下端の3点にプレジェット付き吊り上げ糸をかけて牽引することで，かなり良好な視野が得られ，さらに僧帽弁鉤をかけてほしい部位の視野を出す．右側左房切開では上大静脈（SVC）を周囲組織から剥離してブラブラにするとともに，SVC，IVCに通したテープを助手側に牽引することで僧帽弁視野が改善する．僧帽弁リトラクターで僧帽弁を展開するが，症例によって小さなリトラクター2本での展開がよかったり，大きめの1本がよかったりする．尾側に向けてのリトラクターがさらに視野を改善する．また，僧帽弁輪四時半方向の左房壁にプレジェット付き吊り上げ糸を左房内壁から外壁へ刺出し，下大静脈の下を通して糸を心外に牽引することで，同部の視野を良好にすることができる（左房閉鎖前にプレジェットの取り出しを忘れずに）．僧帽弁形成では，弁処置，弁下処置の前に，ring sutureを全周にかけたほうが全体がよく見える．僧帽弁形成などで乳頭筋などの弁下組織の処置を要する際には，軟性定規などを丸くしたもの（わっか）を僧帽弁口にはめて弁下組織を露出させる"わっか法"も有用である[1]．

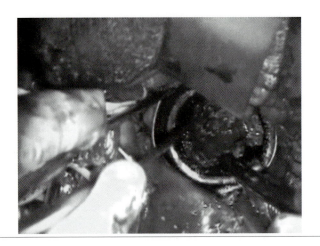

図

大動脈

　全弓部置換術の遠位側吻合は心臓外科手術でもっとも深い視野かもしれない．肺動脈を Estech リトラクターで圧排することで，この部位の視野出しの助けになる．吻合部回りのもっとも深い部位の視野出しには，吻合の大動脈遠位端より少し大きめのリングを吻合断端外側にはめることで，周囲組織を外側に全周性に圧排して吻合が容易になる（図）[2,3]．

1) Tabata M, et al: A simple, effective, and inexpensive technique for exposure of papillary muscles in minimally invasive mitral valve repair: Wakka Technique. Ann Thorac Surg **100**: e59-e61, 2015
2) Tokunaga S, et al: An Easy and useful exposure technique using a malleable ring for the distal anastomosis in total arch replacement. Ann Thorac Surg **94**: 666-667, 2012
3) Tokunaga S, et al: Self-expanding ring to facilitate the distal anastomosis in total arch replacement. Turk J Thorac Cardiovasc Surg **23**: 176-177, 2015

X．手術各論④ ～その他～

56

左心耳閉鎖は何が確実か？

- 左心耳は閉じるからには確実に．
- 内側閉鎖は立体二重閉鎖．

　左心耳は言うまでもなく，心原性塞栓症の主な原因である．心臓手術の際に必ず切り取る外科医もいる．一方で，きちんと閉鎖できないとかえって脳梗塞の発症が高まるという報告もある．また，内側から閉じると術後のエコーで約半数に心耳内との交通を認めたという報告もある．やはり，やるからにはきれいに閉じる必要がある．
　おそらく左心耳を確実に閉鎖するには，切り取るのが一番であろう．絶対に残らない．しかし出血の心配がある．クリップは次に確実な方法かもしれないが，今のところ値段が高く，保険もほぼ効かない．内側から確実に閉じられる方法があれば，それが一番ではないだろうか．

内側から糸針で閉じる

左心耳を左房内から閉鎖する際に気になるのが冠動脈回旋枝である．これをやっつけないために，ついつい弁輪近くの運針が浅くなる．これが交通遺残の主な原因である．これを少なくするために二重閉鎖を立体的に行っている．つまり，1層目は左心耳内で左心耳壁を主に用い，2層目で入口部の組織を用いる方法である．これであれば2層とも交通してしまう可能性はかなり低いはずである．

外側から糸針で閉じる

ある意味，もっとも確実な閉鎖法ではないだろうか．心停止下なら左心耳入口部のテンションを取りながら縫合閉鎖は可能である．しかし，心拍動に伴って脆弱な壁から出血してくることもある．心停止中に止血を確認して，さらに糊で補強しておくなどの用心深さが重要である．左心耳を切離する際，向かって右側の断端に印を付け，左断端で切離せずに切離左心耳を吊り上げることで左心耳閉鎖口を直線状にすることができる．また，閉鎖針を入れる際は左心耳基部術者側にある左冠動脈に注意する[1]．

自動縫合器で閉じる

短時間でかけられるし，出血の心配もあまりない．しかし，左心耳の手前で合わせると奥側が浅くなりやすく，内側から見ると角のように残ってしまう．この部位をさらにプレジェット付きマットレス縫合で縫縮しておけば完璧である．

クリップで閉じる

これは確実な方法で，自動縫合器よりも効果が高い．出血のリスクを最小限にとどめたいときに使用してもよいかもしれないが，コストが唯一気になるところである．

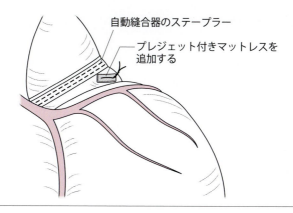

図

フェルトサンドイッチ法

　こちらは安価な方法である．フェルトを3 cm幅の帯2つにトリミングし，それを左心耳を挟むように配置する．3-0 prolene U字縫合にて数針かけて結紮する．

1) 德永滋彦, 石井庸介：心房細動における左心耳処置. 胸部外科 **71**：256-275, 2017

X．手術各論④ ～その他～

肺静脈隔離術，テープの通し方

- Bipolar ラジオ波焼却法による肺静脈隔離術が出てくるまで，肺静脈の裏近辺は心臓外科医にとってまったく馴染みのない場所であった．いったん合併症をきたすと大変なことになるので，要所を押さえた慎重な処置が必要となる．
- 暴力的な操作は禁忌であり，あくまで結婚前の奥さんに接するがごとく優しく扱う．

右肺静脈隔離術

　ここでは AtriCure® や CardioBlade® などの Bipolar ラジオ波焼却法による肺静脈隔離術の際の注意点について述べたい．基本的には，右肺静脈隔離術はオフポンプ，左肺静脈隔離術はオンポンプ拍動下にて行っている．ヘパリンを入れて人工心肺カニュレーションを行った後，人工心肺を駆動する前に右肺静脈隔離術を行う．まず，上大静脈，下大静脈にテーピングを行う．次に，右側左房切開を行う際と同様に，右房左房間の心房間溝（Waterston's groove）を剝離すると Device を深く噛める．そして右房右側の右肺動脈と

右上肺静脈の間を剝離する．このとき，セルセーバーサクションに使うポリ塩化ビニール製のヤンカーサクションチップ先端で鈍的に剝離するのが簡単で安全である．右肺動脈-右上肺静脈間心膜を剝離切開し，そのまま左房裏面側の心膜も剝離切開可能なこともある．右肺動脈-右上肺静脈間心膜を剝離切開後，左房側心膜が剝離できなくても，下大静脈テーピングの際に作成した右下肺静脈尾側のスペースから大きなサイズのサテンスキー鉗子を滑り込ませる．この際，いきなり目的とする右肺動脈と右上肺静脈の間にサテンスキー先端を向けると右肺静脈後壁または左房後壁を損傷することがあるので，サテンスキー鉗子先端をまず左房後壁に沿って，上方ではなく左房中央に向ける気持ちで軽く進め，その後は方向転換して右肺動脈と右上肺静脈の間に進める．すでに左房側心膜が切開されているときは，そのままサテンスキー鉗子先端を右肺動脈と右上肺静脈の間から出す．左房側心膜が切開されていない場合でも心膜1枚であれば目視でき，鈍的に進んでもよいし，電気メスで穴を開けてもよい．ここでDeviceを留置するためのテープを通すが，AtriCure®の場合は付属のテープを通す．CardioBlade®の場合はDevice先端にはめるネラトンチューブの反対側に結い付けた太めの絹糸を通し，それを引っ張ってネラトンを通すが，絹糸を縫い付ける側のネラトンチューブ先端にメスで切れ込みを入れて絹糸の結紮部位がネラトン先端に来るようにすると，ネラトンを通す際に組織に引っかからず通しやすい．言うまでもないが，Deviceは心臓側に凸になるように挿入する．右肺静脈隔離術はオフポンプで行って人工心肺時間短縮を目指す．以前，左房壁が厚すぎて何度やっても焼却完了ができなかった症例があったが，その場合は心停止後に右側左房切開を行い，その状態でAtriCure®を滑り込ませて後壁のみ焼却すればよい．

左肺静脈隔離術

　右肺静脈隔離術を行った後，人工心肺を開始する．右肺静脈より左室ベントチューブを挿入して心虚脱にし，綿手袋をした助手に心臓を脱転してもらって左肺静脈を露出する．心臓を脱転し，左肺動脈と左上肺静脈にかけてエラのように張ったマーシャル靱帯を電気メスで切離すると，左肺動脈と左

上肺静脈間が目視でき，そこを右側と同様にヤンカーサクションチップ先端で鈍的に剥離する．左下肺静脈の下からサテンスキー鉗子先端を左肺動脈と左上肺静脈の間から出す．その後の操作は右側と同様である．僧帽弁逆流が高度の場合，ベント先端が左室に入っていなくても大量の血液噴出のため，左室に入ったと勘違いすることがある．ベントが左肺静脈に入っていてそれに気づかずに左肺静脈隔離術を行うとベントチューブを焼き切ることがあるので，左肺静脈内にベントチューブがないことを指で触って確認する．また，左室ベント挿入は必ず経食道心エコーで確認すること．左気管支がそばにあるので，テーピングの際にこれを損傷したり，左肺静脈とともに焼かないように注意する．必ず指で触知して確認したほうがよい．

電気的隔離の確認

Deviceでの電気的隔離がうまくできたかどうかは，鰐口ペースメーカコードを噛ませてペーシングの可否で行う．電気的隔離線の対側（肺静脈と右房）に鰐口クリップを噛ませてペーシングを行うことが多いが，隔離されていてもペーシングが成立してしまうことがある．このため，2つの鰐口クリップともに電気的隔離線遠位の肺静脈側に噛ませての心房ペーシング可否で確認すると確実である．

XI. 術後管理

58

手術室を出てからも
手術は続いているのだ！

- 術後出血のマネージメントを理解する．
- 術後の輸液と循環管理は手術と同じくらい重要であることを理解する．

ドレーンからの出血が止まらない！ どうする？

　せっかく手術が終わっても，ドレーンから出血が続いていては，術者としては息もつけない．止血が問題ないことを確認して初めて安心できるので，そういう意味では手術室を出ても手術が継続しているといえる．術後の出血のマネージメントをする能力も心臓血管外科医としては必須のものである．
　術後ドレーンの出血量が多いときにはさまざまな角度から科学的に考えて対処すべきである．まず，基本となるのは温度である．心臓手術では時間が長引くと低体温になる．低体温の状態では凝固系の働きが弱くなるので，まずは暖めて体温を元に戻すことが大事である．次に胸腔内圧を上げて肺膨張による出血点圧迫効果を考慮する．具体的には PEEP を高めに設定する．胸壁などの静脈系の出血には有効な手段であり，時々著効する．Head up に

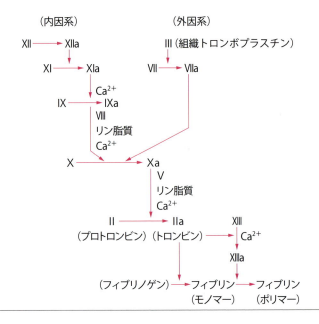

図

することも静脈系の出血には有効で，静脈圧が低下するので出血量の軽減が期待できる．一度試してみてもよい方法である．

　次に検査データに基づいた適切な管理が必要となる．凝固カスケードを頭の中に入れておくと，おのずと対策は見えてくる（図）．血小板が少ないときは血小板輸血が必要で，これだけでも出血がコントロールされることが多い．PT-INR が高値になっている場合は凝固因子が欠乏していることになるので，凝固因子の補充が必要である．これには凝固因子が含まれている FFP の輸血が First choice である．日本では，初期からのそれぞれの凝固因子単剤での使用はむずかしく，最終手段としての Factor Ⅶの投与があるが，これはよほどのことがない限り使用しないほうがよい．フィブリノゲンが低値のときもフィブリノゲンの補充が必要であるが，日本ではクリオプレシピテートを使えないので，結局は FFP を投与することになる．忘れがちなのがカルシウムである．凝固カスケードの中でカルシウムは重要な位置に入っている．これらが低値のときは補充が不可欠である．貧血改善のために

MAPも投与するので，カルシウム値には細心の注意が必要である．

　ドレーンのマネージメントも重要である．出血していてもドレナージがなされている限り，心タンポナーデにはならない．ドレーンのミルキングは大切で，ドレーン閉塞を予防する必要がある．

　それでも出血が止まらない場合はもちろんある．そのときは躊躇なく，再開胸手術を行うべきである（3 mL/kg/hrでは再開胸考慮，4 mL/kg/hrでは再開胸）．特に心タンポナーデになっている場合や，頻脈が続いて混合血酸素飽和度が低下しているとき，尿量の確保が困難なときは早めに再開胸手術の決断を下さなければならない．再開胸に行く前には，温度やPT-INR，血小板数が正常値に戻っていることが望ましい．

術後の循環が安定したら安心！

　開心術後では，人工心肺使用による血液希釈の影響および術直後の患者の水分，ナトリウム貯留により，体重が術前のプラス5〜10％となっていることが多い．さらに，体外循環による膜透過性の亢進や復温に伴う血管拡張により，開心術直後は組織間質の浮腫の危険性はあるものの，大量の輸液が不可欠となる．また，人工心肺の影響により術直後の尿量は増加し，それを代償するためにも輸液が不可欠である．心機能が正常ならば心拍出量は前負荷に依存するため，適切な心拍出量を維持する意味でも，術後は適切な輸液負荷が必要となってくる．開心術後は膜の透過性が亢進しているので，輸液の種類に関係なく，水分は組織間質に貯留することになる．しかしながら，血液製剤やアルブミン製剤などの高コロイド溶液のほうが浸透圧を下げず，血管内に貯留することになるため，これらを輸血または輸液するのが十分な血管内volumeを保つには有用である[1]．アルブミン製剤をただのvolume負荷として使用するのは控えるべきであり，ボルベンなどの人工膠質液で代用する．

　血管内volumeは適切な量に管理することが重要であり，そのために中心静脈圧（CVP）や肺動脈楔入圧（PCWP）を参考にしつつ輸液量を調節する必要がある．通常は1,500〜2,000 mLの輸液を終えた段階でさらに血管内

volumeを保つための輸液が必要かを検討する．心機能が正常ならばノルエピネフリンなどのα-stimulantを考慮し，心機能や尿量が境界領域の場合にはドーパミンやドブタミンなどのカテコラミンの増量を検討する．通常，術直後6時間は利尿薬は不要で，肺水腫の悪化やそれに伴う酸素化の低下，尿量低下を認めたときのみ投与するのがよい．

通常は術後6〜12時間で患者の体温は復温して膜透過性の亢進も消失し，血管内volumeが安定する．それと同時に心機能も心停止の影響から回復し，積極的な輸液負荷が不要になる．この段階になるとカテコラミンのウィーニングが可能となり，必要に応じて投与された水分を体外に排出するために利尿薬が必要となってくる．このタイミングは人工心肺時間や患者の低心拍出量症候群の有無などにより異なり，症例によってはもう少し時間がかかる場合がある．

腎機能が正常な症例では，利尿薬はフロセミド5〜10 mgの静注によく反応するが，ゆっくりと水引きを行うには0.1〜0.5 mg/kg/hrの持続静注も有効である．この利尿薬投与は術前体重に回復するまで施行すべきであり，経口投薬が可能となった段階で，フロセミドに加えてスピロノラクトンも投与することが多い．

このような状態になったら一安心である．以上の原則に基づいて自らの輸液管理を標準化しておくとよい．

循環動態が落ちついて，スワン-ガンツカテーテル（S-Gカテ）を抜くときも気を抜いてはならない．SVC/IVCのタバコ縫合糸，右房切開閉鎖糸，その追加針がS-Gカテを巻き込んだ場合，S-Gカテを引き抜こうとすると必ず抵抗がある．それを無理に抜去すると，SVC/IVC，右房壁を損傷し致命的となる．これを防ぐためには，いつもその可能性を意識してS-Gカテ抜去に臨むことが必要である．もし抜去時に抵抗があれば，患者家族に謝まって再開胸する．もちろん，そうならないように手術終了時には閉胸前に麻酔科医にS-Gカテが動くことを確認してもらっておくことを忘れずに（項目26参照）．

1) Gallagher JD, et al: Effects of colloid or crystalloid administration on pulmonary extravascular water in the postoperative period after coronary artery bypass grafting. Aneath Analg **64**: 753-758, 1985
2) Krasna MJ, et al: Postoperative enhancement of urinary output in patients with acute renal failure using continuous furosemide therapy. Chest **89**: 294-295, 1986

XI. 術後管理

59

抜管を早めるコツ

- 早期抜管にはよい手術と麻酔が重要.
- 急性大動脈解離術後も早期抜管.

術後人工呼吸のデメリットは？

　人工呼吸は術後管理を行ううえでは安心感がある．術後出血が増えても患者本人に気づかれることなく再開胸ができるし，万一，心臓に何かが起きても呼吸の影響はほぼ排除できる．しかし，一方で鎮静下で挿管が継続されることで，①末梢血管抵抗が低下し，血圧を維持するためにボリュームを負荷する，もしくは血管収縮薬が増量される，②挿管中の意識確認が十分にできないため，神経学的所見の変化に気づきにくい，③食事開始やリハビリテーション開始が遅れる，④VAP（人工呼吸器関連肺炎）といった問題が生じる．やはり，できることなら早期抜管がよいのではないだろうか．

早期抜管をするには？

　早期に抜管するためには，麻酔方法が重要なのは言うまでもない．抜管するために必要な条件は，①循環動態が安定していること，②出血が許容範囲内であること，③意思疎通がとれること，④十分な換気ができていること，⑤体温が維持されていることである．まずは外科医として①，②を達成したうえで，早く意識が覚めて，呼吸も十分できるように短期作用型の鎮痛薬や筋弛緩薬を主体に使用することを麻酔科医に相談するとともに，術中の体温管理に気をつけることが大切である．

早期抜管するための人工呼吸器設定法

　術後に意識が覚めても自発呼吸が出にくいときがある．これは麻薬による呼吸抑制であり，呼吸回数が少ないのが特徴である．心機能が落ち着いていれば，アラーム設定を，無呼吸 30 秒，分時換気量 2.5 L にして PEEP 5 cm H_2O, Pressure Support（PS）10 cmH_2O 程度の自発にしていると，徐々に CO_2 が溜まって呼吸が安定してくることがある．呼吸が安定したら徐々に PS を 5 cmH_2O にまで下げて，問題なければ最後に CO_2 を測定して 50 mmHg 以下であれば抜管できる．

急性大動脈解離での早期抜管

　急性大動脈解離では，術後に必ず低酸素血症がやってくる．3rd スペースの水分が血管内に戻ってくる Re-fill に加え，解離の Chemical mediator による影響で術直後よりも翌日のほうが悪化してくるため，術直後に抜管しないと少なくとも 3〜4 日の挿管が必要になる．そんなとき，NPPV（non-invasive positive pressure ventilation）を用いれば，抜管直前の P/F 比が 120 程度までは問題なく抜管可能である．積極的に抜管すれば，早期の食事開始，リハビリテーションが可能である．

抜管後の管理

　早期に抜管することは可能であっても，再挿管にならないような適切な管理が必要である．酸素化が不良な場合は，NPPV や ASV の早め導入が重要で，痰の喀出も促さなければいけない．早めのミニトラックも場合により考慮するとよい．最近の新しい利尿薬のトルバプタンもうっ血を改善して呼吸機能を回復させる効果が期待できるので，1 つのオプションとなりうる．

　病棟に上がってからは，コーチ 2 やトリフローを用いた呼吸訓練は欠かせない．術後の 3 原則，①食べる（経口栄養摂取），②歩く（リハビリ），③呼吸訓練，の 1 つである．

留学について

　若手心臓血管外科医の当面の目標の 1 つとして海外留学を掲げている人は多いと思われる．心臓血管外科の成績が安定してきた昨今，海外留学の意味はあるのだろうか？　答えは Yes である．特に臨床留学を経験すると確実に自分の幅が広がる．海外施設の集約化や効率化を追求した手術，legend といわれる人の手術に触れること，トレーニングシステムを体験すること，日本では少ない移植などの特殊な疾患に触れること，異文化コミュニケーション，異国での新生活の体験などを通して，日本のよい点や悪い点がわかってくる．それを日本流にアレンジして今後の自分の目標としていくのである．異国の友人や師匠との交流，家族ぐるみのお付き合い，オンオフのはっきりした生活を享受できるのも留学ならではである．これからはグローバルな時代である．ドンドン世界に出て行き，積極的にいろいろと吸収しよう！

XI. 術後管理

術後補助循環が必要になってしまった！合併症で刈り取られないためには？

- カニューラは念を入れて固定しよう．
- 閉胸時の止血が重要．出血時は一時的ヘパリン中止を考慮する．
- 下肢虚血は確実な遠位側送血が無難である．

　術後に予定以外で補助循環が必要になるのは，術後管理を行う側としてはかなり追い込まれている状況のことが多い．少なくとも補助循環に起因する合併症で刈り取られることは避けなければならない．

カニューラはしっかり固定しよう

　補助循環装置装着後，何とか全身状態が維持でき，ICUへ移動．精根尽き果てて安心することなかれ．何よりもまず大切なのが，送血管抜去により大出血することがないようにしっかりと固定することである．送血管の糸を結紮する部分のみの固定では不十分で，必ずターニケットと送血管本体をダイレクトに糸で固定し，これらをまとめて皮膚に固定する．さらに何ヵ所か

直接糸に固定して絶対に動かないようにしないと，不慮の出血という最悪の結果を招くので注意しなければならないポイントである．

一にも二にも出血コントロール

　補助循環を使用すると出血傾向になる．術中に導入されると止血に難渋する．しかし，止血が不十分であると術後に大量の輸血が必要になり，またタンポナーデによる血行動態の悪化をきたして再開胸を繰り返すことになる．やはり術中の止血が重要である．どうしても出血傾向が残る場合は，ヘパリンを中止して止血が得られるまで様子をみるという手段がある．血液凝固の状況にもよるが，IABP なら 1：1 であれば，ほぼヘパリンを使用せずに使用可能である．また PCPS もチューブの一部を噛んで流量調整をしていなければ，2 日程度はヘパリンを使用せずに回すことが可能なことが多い．プロタミンによるヘパリン中和は急激な凝固系の変化をきたし，人工肺膜の閉塞などを生じる可能性があるため行わないほうがよいが，出血がコントロールができないときは考慮してもよい（聖路加国際病院は術中や術直後で出血のコントロールのために ACT コントロールが必要なときはプロタミンを入れてヘパリンのリバースを行っているが，あまり閉塞などの問題はない）．また膜機能が変化したり，塞栓症状があるようなら回路の交換や抗凝固の再開を検討するべきである．

下肢虚血は早めの対処が肝要

　第二に下肢の虚血である．送血部位として大腿動脈を使用する場合，使用されるカニューラはかなり細くなってきているが，それでもしばしば下肢虚血を生じる．虚血を生じる理由は，血管径に対するカニューラの専有面積が相対的に大きいためである．つまり，狭窄により圧較差が生じて末梢循環不全に陥る．これを改善させるには，

　①中心動脈圧を上昇させる（同じ圧較差でも末梢還流圧が上昇するため）．
　②カニューラを浅くして狭窄の距離を短くする（圧較差＝狭窄×長さのため）．

③カニューラの径をなるべく小さくする[1]．
　④末梢側に向けてカニューラを挿入して送血する（能動的に還流圧を上昇させるため）．
　⑤早期に抜去する，または挿入部位を変更する．

　送血カニューラを深く刺入している場合は②も一案だが，カニューラが浅くなりすぎて抜けてしまうと致命的になるため，避けたい．このため，④がもっとも安全な方法であるが，血流が悪い動脈に穿刺するのは意外にむずかしく，誤穿刺により出血して致命傷となる可能性もあるため，エコーガイド下で行うことが大切である．また，誤穿刺を避けるために，末梢側に送る場合は切開してFAを露出し，タバコ縫合をかけ5 Frのシースを挿入する方法もある．EVARのときのようにダイレクトに穿刺し，ガイドワイヤーを用いれば，確実に末梢側に挿入できる．

---

1) Toya T. et al : Efficacy of regional saturation of oxygen monitor using near-infrared spectroscopy for lower limb ischemia during minimally invasive cardiac surgery. J Artif Organs 21: 420-426, 2018

XI. 術後管理

急激な血行動態の悪化は心タンポナーデと緊張性気胸

- 急激な血行動態悪化は心タンポナーデと緊張性気胸.
- 術後の心タンポナーデでは Beck の3徴は当てにならない.
- 心電図での ST 変化は冠動脈スパズムを疑い造影検査.

心タンポナーデと緊張性気胸は常に疑え！診断する時間がなければ再開胸を

　ICU で患者をみていると血圧が低下し，酸素化が悪化してきた．心電図では明らかな ST 変化を認めない．何を考えるべきであろうか？ 外科医として，心タンポナーデは絶対に見逃してはならない病態である．時には限局的な血腫で心臓が圧迫されている結果，ドレーン量もそれほどでもなく，中心静脈圧の上昇を伴わずに血圧だけが低下することもある．つまり，Beck の3徴は当てにならないのである．心エコーを行っても発見できないこともあり（特に右房右の血腫など），時間を浪費するだけに終わることも多い．時間的に余裕がある場合は CT 検査がもっとも信頼できるが，急激な血行動態

の悪化ではむずかしい．とにかく，時間的に余裕がなければ，緊急再開胸をしよう．なぜなら，この血行動態の悪化は明らかに手術に起因することであり，次の一手は，ほぼその中にあるといって間違いない．緊張性気胸でも胸膜を切開することで改善する．何もなくても縦隔内をきれいに洗浄してきたと思えばよい．

　心タンポナーデと緊張性気胸は術後循環管理において良好な心拍出量（CO）を保つための5つの因子，前負荷，後負荷，リズム/心拍数，心収縮力，拡張能（項目63参照）のうち，拡張能を考えるうえで忘れてはならないものであり，この2つは鑑別診断として意識していないと見落としがちで，それは即，生命にかかわる．

CT検査は多くの情報を与えてくれる

　さて次に思考する時間が少しある場合は，どのようにすればよいか？徐々にではあるが血圧が低下し，酸素化が悪化してくる．ボリュームを入れ，吸入酸素濃度を上げたが効果は一時的で明らかに下降線である．このようなときにはまず聴診をしよう．左右呼吸音の差を感じたときには片側の気道閉塞か，あるいは気胸が生じている可能性がある．ポータブルX腺で確認可能である．左気胸の場合は心電図で胸部誘導のR波減高が認められる．肺の問題がない場合は心エコーをしてみよう．タンポナーデが明らかでなくても，完全に否定できないなら単純CTでも大丈夫なのでCTを撮影しよう．

冠動脈スパズムには注意が必要

　それでは，再開胸手術がどんな病態でも最優先かというと，唯一，悪影響を及ぼす病態がある．冠動脈スパズムである．血行動態悪化に加えて，心電図でST上昇やPVC，Vfなどの不整脈を生じる．このとき再開胸を行うと，かえって侵襲ストレスから病状が悪化する．心電図でST変化が明らかなときは，IABPやPCPSで血行動態を維持しつつ，心臓カテーテル検査が望ましい．

XI. 術後管理

ペーシングワイヤーの術後裏ワザテクニック

- ペーシングワイヤーは抜去時の出血予防が肝心.
- 心房粗動は心房ペーシングワイヤーで治すことができることがある.

　心表面ペーシングワイヤーは術中に簡便に置くことができ，また術後のリズムコントロールで非常に重宝するものである．しかし抜くタイミングや方法を間違えると，出血・再開胸の憂き目にあう．どのように装着して，どのタイミングで，どのように抜くのがもっとも安全であるか．また，知っておくと便利な使用法がある．

ペーシングワイヤー装着部からの出血を防ぐには

　まずペーシングリードを刺入，装着した際に抜去時に出血しにくいようにしている．筆者は約2cm角のゼルフォーム®を圧縮したものにフィブリングルーを両面に塗布し，刺入部に圧着固定しておく（図）．これによりリードを抜去した際に出血しても局所でとどまる可能性が高い．

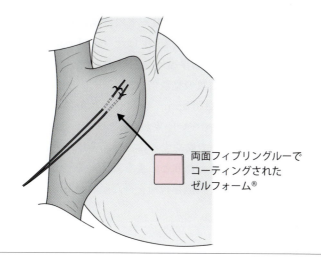

両面フィブリングルーで
コーティングされた
ゼルフォーム®

図

ペーシングワイヤーを安全に抜くためには

　ペーシングワイヤー刺入部周辺の癒着が強固となって出血しにくくなるまでには約1週間が必要であるから，慌てず，よいタイミングで抜去を考える．また抗凝固を行う場合は，PT-INR 2以上に延長しているときは避けたほうがよいといわれている．引き抜く際に抵抗を感じたときは短く切って体内部分は放置してもよいが，MRI撮影ができなくなる可能性があるため，できれば避けたいところである．一定のテンションを保持しているとゆっくり抜けてくることがある（項目25参照）．

心房ペーシングワイヤーの便利な使用法

　当たり前だが，心房ペーシングリードは心房波を拾うことができる．メイズ術後など，心房粗動と洞調律の判別がつきにくいときなど，心電図の12誘導胸部リードにつなげると心房波形を拾うことができる．心房粗動の際には粗動波の周波数を超えるOverdrive pacingを行うことにより改善させることができることがある．心室リードの閾値が上昇してペーシング不全と

なったとき，一方を心房ペーシングリードに接続してV-paceとすることができる．Overdrive pacingでは15秒ほどrapid pacingを行い，突然pacingを中止することで洞調律復帰を期待するが，これを行うにあたり，経験上，心房細動時の脈拍数の整数倍（2倍，3倍，4倍…）より少し多めの数（脈拍120 bpmなら370 bpm，490 bpmとか）でOverdrive pacingを行うと，洞調律に復帰しやすい印象がある．また，赤黒リードをつなぐ極性（＋，－）を替えることで成功することもある．筆者はrapid pacingの脈拍を変えたり，極性を変えたりと，手を変え品を変え，15分ほどかけてOverdrive pacingによって洞調律復帰を得た経験がある．

Superman

　ロサンゼルスでの留学先は，症例の7割が緊急，準緊急手術という野戦病院であるダウンタウンのGood Samaritan Hospitalであった．ボスはKay弁輪形成法でも有名なJerome H. Kay先生のご子息であるGregory L. Kay先生であった．どんなに疲れていても手術をさりげなくスマートにこなす先生であった．そのタフネスにいつも感心していたが，ある日，大変な手術が終了したあと，すぐにまた緊急手術をすることになった．私が「こんなに疲れているのにまた手術に臨むなんて，先生はまるでスーパーマンのようですね」とDr. Kayに言うと，彼は言った．「僕たち心臓外科医がスーパーマンじゃなかったら，いったい誰がスーパーマンっていうんだい？」．

XI. 術後管理

63

この5つを知らないと術後循環管理できません

- 心拍出量を規定する5つの因子を認識しながらでなければ術後管理はできない．
- モニターや検査データを見る前に患者を見て（視診），触って（触診），聴く（聴診）こと．

　術後患者管理においてはモニターの数値や検査結果ばかり見るのではなく，まず患者を見て（視診），触って（触診），聴く（聴診）ことが大切である．

術後管理の目的

　適切な心拍出量を維持し，良好な臓器循環を目指すこと．

そのために知るべき心拍出量を規定する5つの因子とは？

①リズム/心拍数（Rhythm/Heart Rate），②前負荷（Preload），③後負荷（Afterload），④収縮能（Contractility），⑤拡張能（Compliance）である．適切な心拍出量が維持できない場合には必ず上記いずれかに問題がある．言い換えると，それ以外はないということである．まず行うことは上記5つのうち，問題になっているものが何かを順番に考えることである[1]．

リズム/心拍数（Rhythm / Heart Rate）

徐脈か頻脈かということだけではなく，洞調律であるか否かということである．あるとき，術直後にまったく問題なかった患者が突然，低血圧低心拍出を呈したが，その理由がわからなかった．心電図をよく見ると，それまで見られたP波が消失し接合部調律となっていた．そこで心房ペーシングを開始すると，とたんに血圧心拍出量ともに急速に回復した．心房収縮が非常に効いていた症例であった．この意味からもJCHO九州病院では閉胸時には心房，心室の両ペーシングワイヤーを留置することを基本としている．心房ペーシングワイヤーは術後心房粗動に対するオーバードライブペーシングにも利用できる．開心術後にしばしば出現する心房細動では脈拍コントロールや除細動が必要となる．

前負荷（Preload）

静脈内血液量のことである．1回拍出量は前負荷が増えれば増加するが，ある点を超えると低下する（Frank-Starling曲線，図）．脱水になっていれば心拍出量が低下するのもこのためである．ただし，前負荷が高すぎると心拍出能が低下し，特に低心機能患者ではそれが顕著となる．

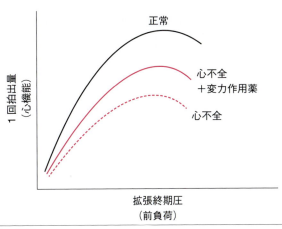

図 Frank-Starling 曲線
[徳永滋彦：心臓血管外科における術後循環管理の考え方．胸部外科 67：560-561, 2014 より引用]

後負荷（Afterload）

　末梢血管抵抗のことである．血圧が見かけ上は良好であっても，後負荷が高ければ心拍出量は低下している．このとき皮膚は冷たく，末梢循環は不良である．対処として加温したり，血管拡張薬を使用したりすることにより血管抵抗を低下させるわけであるが，それだけでは相対的に血管内血液量が減少するので，今度は血圧が低下する．そこで，同時に容量負荷（前負荷の増加）を行うことで良好な心拍出量を得ることができる．つまり，上記因子のうち1つを操作するだけではなく，複数の因子を有機的にコントロールすることが必要となるわけである．

収縮能（Contractility）

　文字どおり心臓の収縮力であるが，心筋梗塞や長時間心停止後では心筋収縮力は低下しており，しばしばコントロールがむずかしい．加えて後負荷が高いと，弱った心臓は高い圧力に対して血液を押し出せなくなる．対処法として，まずカテコラミンやPDE阻害薬などが思い浮かぶが，心収縮力低下

の他の原因としてアシドーシス，低体温，低カルシウム血症，高 CO_2 血症，低血糖などがあり，これらを補正することも同時に行なわなければならない．重症心機能障害の際は機械的心補助を要することもある．

拡張能（Compliance）

　術前より存在する心筋線維化や肥厚心膜によっても障害されるが，心臓血管手術後の拡張障害として忘れてならないのは心タンポナーデと緊張性気胸である．この２つは鑑別診断として頭の中に入れておかないと見逃すことがあり，処置が遅れると致命的となりうる（項目61参照）．

　以上，心拍出量を規定する５つの因子を系統的に考え，有機的に操作してコントロールすることが術後循環管理の原則となる．先天性心疾患手術後では，上記に加えて肺血管抵抗のコントロールが循環管理の重要点となってくる．

魔法の一言

　ある手術で手洗いをしていたPA（Physician assistant）が術中とんでもないミスをして，患者が窮地に陥った．ミスを犯した彼女はマスクの上から見ても顔色がみるみる青ざめ，手が震え，今にも倒れるのでは，という感じだった．どんなときも沈着冷静な術者のDr. Kayも，さすがにこのときばかりはものすごい剣幕で怒っても仕方ない状況であったが（実際，米国には怖い先生がたくさんいたが），Dr. Kayは静かに口を開いた．「今のミスに関しては後で一緒に反省しよう．今は患者を助けるために君の力を貸してくれないか？」．彼女の顔は生気を取り戻し，震えていた手が動き出し，チームの一員として患者を救う大きな力となった．ほぼ戦線離脱状態に陥った彼女をDr. Kayの一言が一瞬で蘇らせた．

XII. 困ったときの対処法

64

再胸骨正中切開，これが安全にできれば再手術は気持ち的には7割終了

- 心臓血管外科にとって再手術症例は避けられないものである．心臓や大血管を傷つけることなく胸骨が開けば，後はこちらのペースで手術を行うことができ（もちろん症例にもよるが），精神的にはもう7割手術が終わったようなものである．逆にうまくいかなかった場合，（考えたくないが…）別の手術が始まる．安全な再開胸にはコツがある[1]．再手術の経験があまりなくても本項で（トラブルを起こしたときの）イメージトレーニングをしていただきたい．

安全な胸骨正中再切開のために

　人工心肺症例では胸骨正中再切開前に必ず人工心肺回路組み立てを行い，ヘパリンを注射器に引いて麻酔科に渡しておく．心臓や大血管が胸骨から離れており，胸骨再切開において特に問題がない場合は別であるが，開胸前に右大腿動静脈確保とともに右腋窩動脈に人工血管を吻合し，腋下動脈送血による人工心肺開始に備える（場合によっては大腿動脈送血）．胸骨正中再切開においては，①胸骨ワイヤーは切断後，抜かずに置いておく（胸骨後面の保護），②心窩部から胸骨裏面を中指が届く範囲まで，可能な限り慎重に剝

離し，この部分までは Stryker saw で胸骨を尾側から部分切開する（このとき肋骨弓下面も十分に剥離しておく），③胸骨柄と胸骨体境界の胸骨角助手側（左側）を先端鋭の敷布鉗子でしっかりと把持し，肋骨弓左右にかけた2本の二爪鉤とともに胸骨を上方（天井方向）に引き上げ，縦隔との距離を引き離すようにする，などがポイントとなる．まず oscillating saw（丸鋸）で胸骨再切開する際は，（Stryker saw での切離上端より頭側に）胸骨の厚みの半分を全長に渡って切り込みを入れ，その後に全層を切開する．その際，すでに指先を入れて剥離をした尾側胸骨下スペースにさばいたガーゼを充填しておくと，丸鋸で胸骨を切る際の右室全面 Protection となる．胸骨裏面のワイヤーを鋸先で感じつつ，それ以上は深く鋸を入れぬように，徐々に尾側から頭側に向かって切開を広げる．鋸先が当たったワイヤーを尾側より抜きつつ，頭側に全層切開を進める．このとき，Yankauer サクション先端を縦に細く圧迫変形させると，狭い胸骨間に先端が入って視野確保が容易になる．胸骨下面の仮骨や固い結合組織が胸骨離開を妨げていることがあるが，これは鋸刃を手動で動かしたり，鋸刃をひねって動かしたりして胸骨を左右に圧迫することで対処できる．胸骨の後床が離断されると，左右の胸骨断端が離れてわずかなスペースができる．この時点でワイヤーは切断されていないが，さらにワイヤーを oscillating saw で切断しようとすると結合組織や胸骨下組織を損傷する可能性があるため，この時点でワイヤーを引き抜く．ワイヤーが抜けないときはこの隙間に nipper を差し込み，ワイヤーだけを切断することによって胸骨後面まで安全に剥離できる．また胸骨切痕部は通常は落ち込んでいて，この部分を oscillating saw で離断しようとすると，無名静脈や腕頭動脈を損傷する可能性がある．この部分は直剪刀で離断する手もある．

上行大動脈や ITA が胸骨正中直下に接触している場合

丸鋸の刃を垂直にではなく，（左）やや斜めに入れることで刃先を血管の接線方向に入れることができ，これらの血管損傷を回避することができる（図）．この際，左斜めに刃先を向けようとすると丸鋸の把持部分（グリップ）が右胸壁に干渉するので普段とは逆方向に把持し，グリップを患者左天井側

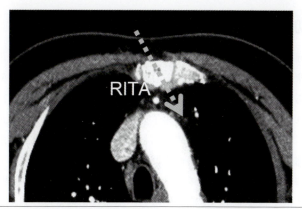

図　丸鋸の刃先を垂直ではなく斜めに向けることで胸骨直下の組織損傷を回避できる．

に向けて胸骨を斜めに切る．固定した斜角度で丸鋸を入れるのは困難であるが，前述のStryker sawによる胸骨尾側切開の際に目的とする斜角度で尾側胸骨を切開し，この切離面に沿って丸鋸による胸骨切開を進めることで，望ましい角度での胸骨斜切開が可能となる．また，人工心肺を右腋窩動脈送血，大腿静脈脱血などで開始し，動脈圧，静脈圧を下げた状態で胸骨切開に入る手もある．

胸骨切開後は

　下面の剝離が完了するまで決して胸骨を左右方向に開かない（右室破裂を誘発するので胸骨は上方に持ち上げる）．開存したITAグラフトは超音波メスで剝離，コントロールして確実な心筋保護を得る．大動脈弁手術では，大動脈弁操作時に静脈グラフトが視野を妨げる場合は迷わずにこれを離断し，後に再建する．その際，逆行性心筋保護を多用する．手間はかかるが上記の手技によって予期せずに拡大手術になったとしても，安全確実な再手術が可能となる．

胸骨切開時に心血管を損傷した場合

　まず行うことは麻酔側よりヘパリンを投与してもらい，吹き出す血液を人工心肺サクションで回収して人工心肺リザーバに戻し，無駄に外に出さないことである．まだ完全に胸骨が切れていないこともあるので，出血部位の半切開された胸骨を先端鋭の敷布鉗子で挟み込み，血液の噴出を最小限に食い止める．同時進行であらかじめ露出した右大腿動脈や右腋窩動脈などからの人工心肺送血路を確保し，出血を回収しつつ送血ラインより送り込む．次に右大腿静脈より脱血ラインを挿入する（脳保護目的で低体温開始）．それから出血覚悟で胸骨をすべて鋸で切離し，出血点を抑えつつ剥離を進め，血みどろの中，損傷部の止血を試みる．尿バルーンカテーテルを損傷部に挿入し，バルーンを膨らませて引き気味にすることで出血を減少させることができるかもしれない．また無名静脈損傷の場合は動脈と違い，ガーゼで押さえ込めば何とかなり，修復がむずかしいときには離断する．CABG後症例で開存内胸動脈を損傷したときはオリーブ針を内胸動脈遠位側に挿入し，大腿動脈のカニューラから内胸動脈遠位側に灌流することで虚血を防ぐことができる．

小児症例，成人先天性疾患の場合

　小児は身体が小さいので，剣状突起側からの胸骨下剥離完了が可能なことが多い．成人先天性疾患ではそうはいかず，通常の成人再開胸と同じ状況となるが，問題は胸骨ワイヤーがないことが多いことで，丸鋸刃先で胸骨裏面のワイヤーを感じることができないので怖い．また上行大動脈や肺動脈，右室の拡大が半端でないこともあり，どうみても通常の方法では再開胸時大出血でしょう，ということもある．このようなときには右（または左）側開胸を行い，そこから直視下に胸骨裏面を剥離して胸骨裏スペースを確保した後に胸骨正中切開を行うとよい．

その他

鋸を入れる前に瀉血したり，あらかじめ人工心肺を開始したりするなどして，CVPや体血圧を下げることで心大血管損傷を予防したりもする．

1) 德永滋彦：CABG後遠隔期大動脈弁置換術におけるコツ，胸部外科 **66**：871, 2013

術前ムンテラで必ず話すこと

　手術適応，病態，手術の必要性，手術内容，合併症などを説明するのはもちろんだが，不安でいっぱいの患者さんを安心させることも必要である．私が必ず患者さんに話すのが，「明日，あなたは頑張る必要はありません．明日，頑張るのはわれわれ心臓外科チームです．また明日は麻酔の先生が上手な麻酔をかけてくれるので，1日ゆっくり寝ていてください．ただ，手術後に3つのことをしっかり頑張ってください．(食事が出てきたら) しっかり食べること，(リハビリが始まったら) しっかり歩くこと，そして呼吸訓練．この3つを頑張ると約束してください．もし今夜，緊張で眠れなくても，明日1日ゆっくり眠れるというつもりで，ノンビリ手術に臨んでください」．そして，最後に笑顔を忘れないこと．

XII. 困ったときの対処法

脱血不良を
いかに切り抜けるか？

- まずどのくらいの時間的余裕があるか考える．
- 術野側，人工心肺側に分かれて対処する．

　脱血不良＝送血不良であり，まず頭には循環不全が浮かんでくる．早く対処しないと脳障害が生じてしまうと慌てる場面もあるが，まずは冷静になるためにどのくらいの時間的猶予があるのか考える必要がある．この際に必要な知識は，体温と酸素消費量の関係と各体温での安全循環停止時間である．Van't Hoffの法則から，体温が10℃低下すると酸素消費量が約半分になることが知られている．つまり，常温を37℃とした場合にTotal flow＝Cardiac Index（CI）2.2 L/m^{2}で安全だとすると，27℃であれば1.1 L/m^{2}でも問題ないということである．常温でもCI 1.6 L/m^{2}程度であれば数十分の維持は可能であるので，流量をどこまで落としても維持可能かを知っておく必要がある．また，まったく脱血できなくなってしまった場合でも，何分停止が可能かを知ることによって，どのくらいの思考時間があるのかを把握できる．安全停止時間は37℃では3分，28℃では10分，18℃では30分と

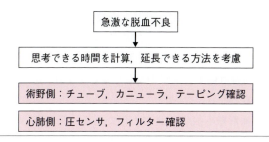

図

覚えておくとよい．

　次に脱血不良の原因を考える．さまざまな原因があるが，大きく分けて，①カニューラの位置，テーピング，②脱血チューブの折れ，③人工心肺，④血液，⑤術中解離がある（図）．

　①SVCカニューラが奇静脈に入り込むと脱血不良となる．テーピングをしているとSVC上昇という結果になる．IVCカニューラは肝静脈に入り込むと脱血不良となる．またテーピングの解除を忘れてボリュームを戻すと，心臓は張らないが血圧は上昇せず，見かけ上の脱血不良となる．

　②脱血チューブの折れは比較的起きやすいトラブルであり，かつ急激に悪化するため早期に確認する必要がある．心臓が張ってきても脱血できない場合はまずこれを疑い，チューブ全長を目視しよう．助手側から回路を上げていると助手が患者に寄りかかり，チューブを押しつぶして脱血不良を生じることがある．

　③吸引脱血をしている場合に陰圧装置が作動しなくなり，リザーバ内が陽圧となって脱血できない可能性がある．これはリザーバ内圧モニターが陽圧であることで確認できる．そうなると瞬時に空気が脱血チューブを逆行し，右心系に空気が大量に流れ込む．この場合，まず人工心肺脱血回路を大気開放して重力脱血とし，次いで素早くその原因を探る[1]．また，止血薬などを過度に吸引するとフィルターが目詰まりして脱血できなくなることがある．この場合は徐々に低下していくので，新たな回路を準備してもらうとともに交換への時間稼ぎのために全身冷却をお勧めする．

④血液の問題でまず一番がヘパリンの投与忘れである．ACT が確実に延長していることを確認することで予防できる．また，アルカリ化薬の急速注入でも血液凝集をすることがある．胸腔内への血液貯留や他の創部や穿刺部からの出血の場合は徐々にリザーバレベルが下がり，心臓が張っていないことから疑われる．

⑤術中大動脈解離も脱血不良の一因である．経食道心エコーで麻酔科に Flap の存在をチェックしてもらい，もし解離が起こっているのであれば次の処置を始める心の準備をする．

脱血不良を切り抜けるには術野側と人工心肺側の良好な意思疎通と連携が欠かせない．術者が怒鳴って技士が萎縮してしまい，何も言えなくなるようなチームであってはいけない．

---

1) 德永滋彦ほか：陰圧吸引脱血人工心肺の実際．人工臓器 **35**: 6-12, 2006

アイスクリーム

　ロサンゼルスに留学したとき，開心術後に患者がたった4～5日で元気に歩いて退院していくのを見たときは衝撃だった．早く退院すればするほど，病院は儲かり，患者は支払いが少なく済むので，両者の利害が一致する．そしてそのためには鬼のようなリハビリがあるのだが，ボスの Dr. Kay に早期退院の秘訣を尋ねたところ即答でこう言った．「アイスクリームさ．術直後のまったく食欲がない時期に患者は不思議とアイスクリームだけはしっかりと食べられるんだ．カロリーがある，腸粘膜の保護にもなる，食べやすい．データはないが，アイスクリームは間違いなく早期退院に欠かせないのさ」．

　帰国後，病院に無理をいって術後にアイスクリームを出すようにしたのは言うまでもない．

XII. 困ったときの対処法

OPCAB 中に Vf 発生！さあ，どうする？

- 常に Vf の可能性について考えておく．
- 何が重要かを考えて迅速な対応を．

OPCAB 中には何が起こるかわからない

　OPCAB で気をつけなければならないのは吻合中の血行動態の破綻である．もっとも避けたいのが Vf などの致死的不整脈の発生であり，OPCAB 最中に常にその可能性を考えておく必要がある．冠動脈の心筋虚血，輸液管理，カテコラミンの投与方法，脱転時の位置，体温など，Vf の要因となることは次から次に現れるので，常に可能性を考え，予防策を講じるべきである．
　本当に"突然"起こる Vf はなく，その前兆となる徴候はある．麻酔科の技量によるところが大きいので，輸液，投薬，体温などがどうなっているかを常に意識しながら手術をすることで，万が一の事態にも適切に対処できるようになる．なってから考えるのではなく，常に意識しつつ予防策を張ることが大切である．

Vf 時の対処法

　Vf が発生した場合は，まず慌てずに現状を把握する．慌てて，グラフトを損傷したり，吻合部を取り返しのつかない状態にしたり，心筋を裂いたり，出血を悪化させては元も子もない．吻合部は切開したままか，グラフトの位置は，心臓の脱転の仕方に問題ないか，麻酔科が適切な薬物治療をしているか，などを瞬時に判断して状況を把握しつつ，もちろん循環状態をチェックしてから次のステップに移る．

　基本は CPR であるが，挿管はすでにされており，まずは 100% 酸素にしてもらいつつ，心臓を元の位置に戻し，兎にも角にも慌てずに DC を行うべきである．体内パッドを利用して，心室を確実に挟み込んで DC を行う．このときの注意点は，吻合部とグラフトの扱いである．吻合部がまだ切開したままの状態のときはシャントチューブを入れたままにするのがよい．出血予防，虚血予防に有用である．グラフトにも必要以上の力がかからないように注意すべきで，（もう一度強調するが）慌てないことが重要である．

　OPCAB 時は人工心肺のサポートが期待できる状況ではないので，血行動態の回復にはすぐに努めるべきで，一番重要な脳の保護は常に考えておかなければならない．麻酔科からの昇圧薬や輸液，輸血の投与，体位を Head down position にするなどの対処を麻酔科と協力してすべきである．同時に，必要があれば臨床工学技士や心臓血管外科医に指示して，人工心肺や ECMO（PCPS）回路の準備も始める必要がある．

　何回か DC をしても戻らないときは，麻酔科にキシロカインやアンカロンを投与してもらいつつも心臓マッサージをしながら，人工心肺を開始することを考えなければならない．このときのことを考えて，送血，脱血ルートについて，あらかじめ用意しておくと安心である．1 人が心臓マッサージをしつつ上行大動脈または大腿動脈に送血管を挿入するのだが，自分の前立ちの技量により，誰がタバコ縫合をかけるなどについても迅速な判断が求められる．大腿動静脈にあらかじめシースやエラスター針などを入れておくと，より早く PCPS を開始できると考えられ，ハイリスク症例には挿入しておくと安心である．

最後は人工心肺

　最後の砦は人工心肺である．DCを何回かトライして間に合わないときは，躊躇なく，人工心肺へシフトすべきである．術者，前立ちと役割を分担しつつ，いち早く，送血管，脱血管を挿入し，ポンプに接続するのが基本である．本当に急ぐときは，タバコ縫合なしで送血カニューラ，脱血管カニューラを挿入して，まず人工心肺を開始する．それからタバコ縫合の糸をかける．PCPSの場合は脱血管挿入部からエアを大量に引く可能性がある．この場合，まず右心耳を直角鉗子で把持し，先端部分をメッツェンで切除あるいは尖刃で切開しながら，直角鉗子を緩めて脱血管カニューラを挿入する．このとき右心耳が逃げないように鑷子でつかんでおく．脱血管を適切な位置まで挿入したら，カニューラが抜けないように直角鉗子を噛み気味に，やや強く挟み，直角鉗子の下に絹糸を回して結紮する．右心耳左側の根元には右冠動脈があるため，結紮時に近寄らないようにする．

　そのうえでVfの原因を検索して，何か見つかったらその対処を早急に行う．これらのマネージメントは普段からの準備が大事である．

XII. 困ったときの対処法

CABG終了後フローメーターが低値，あなたならどうする？

- フローメーターが低値のときの対処法を考える．
- 勇気をもって revision を．

フローメーターを理解する

　最近は，バイパス吻合を行った後にフローメーターを使うことがルーティンとなっている．基本的には OPCAB でシャントチューブを挿入して吻合すればフローは流れるはずである．海外ではあまり使用しないことが多いようだが，日本ではフローメーターを使うのが一般的で，時々フローの解釈に悩まされることがある．このようなときにどのような対処をするべきかは，CABG を行ううえで知っておく必要がある．

　基本的には超音波ドプラの数値の解釈である．20 mL/min 以上あれば問題ないが，フローが一桁となると問題がある場合が多い．最近は Pulsatile Index（PI）や Diastolic Filling Index（DFI）をチェックしたり，波形から拡張期有意かどうかを判断したりすることも重要である．

実際の対処法

　フローが 10 mL/min 未満のときはその原因を考慮したほうがよい．病変部狭窄度が強くないところに吻合しているかどうか，灌流域が狭いところに吻合しているかどうか，グラフトの損傷がないか，吻合の運針に問題がないか，吻合の形態に問題がないかについてすぐに判断する必要がある．病変部狭窄度が問題になる場合は，吻合部中枢側にかけたスネアを引っ張って人工的に狭窄を強くしてフローが増加するかチェックするのがよい．

　Pulsatile Index をチェックする必要もある．拡張期有意で PI が 5.0 以下なら吻合としては問題ないと考えてよい[1]．Diastolic Filling Index は 60% 以上を OK とする．

　視覚的にチェックしたい場合は，最近になって汎用されるようになってきた心表面エコーを使用するのがよい．カラードプラをうまく使用すれば血流の評価はリアルタイムで可能となる．グラフトの解離なども発見することができる．

　他には ICG 蛍光グラフト造影（SPY）を用いる方法もある．すべての施設にあるものではないが，こちらも視覚的に吻合部の血流の有無を確認できるデバイスである．

　古典的な方法としてはグラフトの拍動の確認やクランプしてバックフローをみるなどの方法があるが，あまり確実な方法ではないと思われる．

最後の対処方法 〜Graft revision〜

　いろいろな方法を試してみても，フローがよくならないときはどうすればよいだろうか？ 総合的に灌流域や狭窄度を考慮するとありうる数値で，吻合に絶対の自信をもっている場合はそのまま経過観察も 1 つの選択肢であるが，少しでも疑わしいものがあるときは，迷わず"やり直し"を考慮すべきである．

　このときは縫い直すリスクやグラフトの長さ，心機能の回復度を総合的に判断して決めるべきだが，やり直す余裕があるときには積極的に行ったほうがよい．実際に開けてみると，内膜の解離や深いバイトの運針が見つかった

りする．グラフトが ITA のときはフリーフローもチェックすべきである．Native coronary の proximal と distal の内腔も確保されていることの確認も重要である．少しでも憂いを残さない手術を目指して，できるだけのことをすべきである．

---

1) Kieser TM, et al: Transit-time flow predicts outcomes in coronary artery bypass graft patients: a series of 1000 consecutive arterial grafts. Eur J Cardiothorac Surg **38**: 155-162, 2010

論文って必要？

　よくテレビドラマなどで，論文を書くより臨床のスキルを磨くのが先と描かれ，論文を書く人は手術が上手でないような描き方をしているのを見かけるが，果たしてそうだろうか？　論文の目的は，自分が開発，研究したことを適切に評価してもらい，世に発信することである．どんなすばらしい技術や研究内容でも，世の中に知られなければ意味がない．論文を書く過程で問題が明らかになり，批判を受けることにより，その成果はさらにもう一段上のレベルにいく．日本の心臓血管外科医のレベルは高いので，これからは積極的に世界に発信していくべきである．自分が書いた論文が世界のどこかで読まれ，それを参考にしている人がいると考えるとワクワクするのではなかろうか？

XII. 困ったときの対処法

68 大動脈遮断を解除しても心臓が動かない（Vfのまま），どうしよう？

- 自己心拍が再開しないときの理由について考える．
- 再遮断してすべての憂いを取り除く．それでもだめなら補助循環を．

すべての異常には理由がある

　心臓血管外科医が一番緊張するのが大動脈遮断解除をして心臓が動くかどうかを確かめるときであろう．心停止した心臓が動き出したときにとりあえずホッとするものである．でも，ここで心臓が動かなかったり，VT／Vfが解除されなかったら…．ここでパニックに陥ってはいけない．あらゆる可能性を判断して，迅速に対処してこそ真の心臓血管外科医である．
　まず，心筋保護が確実になされていたかをチェックする．ここは基本的なことなので，心筋保護が問題ないことを前提として述べる．最初に考えるべきは coronary event であろう．Coronary artery が Kink していないか，糸が深すぎたりしていないかを確かめる．大動脈弁周囲を操作した場合は冠動脈孔に異常をきたさなかったか，特に注意が必要である．僧帽弁手術後は特

に左回旋枝領域をチェックする．また，冠動脈内にエアが入っていないかも十分に確かめる必要がある．CABG 症例ではグラフトに問題ないか，フローがしっかりと保たれているかどうかもチェックする．塞栓症の可能性についても考慮が必要である．

次はリズムの問題である．メイズ手術後などは，しばらく洞結節が機能せずに自己心拍が再開しない場合がある．房室ブロックの場合は P 波は見えるので，鑑別診断は可能である．これらの場合，通常は体外ペーシングが効くので，それを確かめると判断できる．

心筋保護が効きすぎている場合も考慮する．心筋保護液の組成によっては長時間効果のあるものがあり，そのようなものを使用したときは最終投与のタイミングとの関連を考えて判断する．心筋の stunning の可能性も考慮する．最近の blood cardioplegia 使用下ではあまり起こらないが，これを考慮する必要はある．

これらをすべて除外した後は，心筋保護不全を考慮しなければならない．あってはならないことだが，心筋保護がうまくいかなかった場合である．

もう一度，心筋保護液を注入する

大動脈遮断開始後に Vf が続くときにはもう一度，大動脈遮断を行って，心筋保護液を再注入すると問題が解決する場合がある．心停止後にいわゆるHot shot をしてから再度遮断解除する方法も，考慮する余地があると思われる．

原因として考えられる冠動脈のトラブルや機械的トラブルで外科手技の関与が少しでも疑われる場合は，再び大動脈を遮断した後にその憂いを取り除くことを厭ってはならない．時には一度かけた糸を外す勇気も必要である．2 回目の遮断ですべての憂いを取り除いた後に，Hot shot を行って大動脈遮断を解除するようにする．

いろいろやっても VF が持続するときには，オノアクトボーラス投与＋持続点滴のもと，DC を行うと著効することがある．また，ワソラン 5 mg ＋生食 18 mL を 1〜2 mL ほど人工心肺に注入した後，DC を行うと改善することがある．

最終手段は補助循環

　以上のことすべてをトライしても心臓が動かない，Vfが改善しない場合は心筋の回復を待つしかない．止血をできるだけ完璧に行い，PCPSを鼠径部より挿入して，PCPS補助下での人工心肺離脱を試みるべきである．この際は下肢虚血にならないように注意し，下肢虚血が疑われる場合はdistal perfusionを確立するためにPCPS送血管挿入部位よりdistalにシース（6 Frか8 Fr）を挿入し，PCPS送血管側枝から血流が来るようにする．止血が収まれば人工心肺の離脱は容易である．PCPS挿入中の血行動態をさらに高めたい場合はIABPの挿入することを考慮してもよい．もちろん，右房脱血，上行大動脈送血のcentral ECMOも選択肢となる．

　実際このような状態では，数日の補助循環を要することがある．心臓移植の際の移植心でも7日の補助循環の後に回復してくるものもあるので，7日間はあきらめずに全身状態を改善するような管理を行い，自己の心臓の回復を図るべきである．

XII. 困ったときの対処法

僧帽弁形成術では（大動脈弁置換術でも），いつも曲者サム（SAM）に気をつけろ！

- 停止心ではわからず，動き出して初めてわかるのが SAM．
- SAM が起きやすい状況を知っておけば，この曲者が暴れ出すのを止めることが可能である．

SAM

　Systolic Anterior Motion の略．収縮期僧帽弁前方運動のことをいうが，ある条件がそろうと僧帽弁前尖が Venturi 効果により流出路へ引き寄せられ，収縮中期以降に僧帽弁尖が心室中隔方向に向かい，左室流出路が狭窄，圧較差を生じ，左室流出路狭窄，僧帽弁逆流（MR）の原因になる．僧帽弁形成術施行後，水テストで僧帽弁逆流制御を確認後に大動脈クランプ解除後に意に反して MR が酷く，よく見ると SAM が生じるような状況に遭遇する．また大動脈弁狭窄症に対する大動脈弁置換術施行後，術前に存在しなかった MR が生じて SAM を生じていることもある．HOCM（閉塞性肥大型心筋症）では僧帽弁に異常はなくとも SAM が生じることがある．

僧帽弁形成術における SAM 予防と対処

　僧帽弁形成術においては弁尖面積/僧帽弁輪の大きさが大きいほど，また僧帽弁前尖/後尖の接合ラインが前方偏位しているほど，SAM が起きやすい条件となっている．僧帽弁形成術では弁尖面積/僧帽弁輪の比を大きくするために，なるべく大きめサイズの僧帽弁リングを使用するよう心がける．弁形成初心者ほど，少しでも弁尖の接合をよくするために小さめのリングを使用したい衝動にかられるが，SAM 予防という観点からはこれはよくない．Barlow 病などでは初めから過剰な余剰弁尖があるために SAM が生じやすく，36 mm や 38 mm の Big size ring を使うこともしばしばである．また僧帽弁前尖/後尖の接合ラインを前方に向けないために，後尖の高さが 1.5 cm 以上あるときには Sliding 法や Butterfly 切除法などで後尖の高さを減じる．形成終了後の水テストで逆流がなくても，デクランプ後に予想外の MR が生じたときには，まず経食道心エコーのカラーを外して僧帽弁前尖の動きをよく見て SAM の有無を確認する．術中に上記の注意点に留意しても SAM が生じた場合，まずやることは，小さな左室容量，左室過収縮，全身血管抵抗低下など，SAM をきたしやすい状況への対応である．具体的には，①カテコラミンを Off にする，② Volume を入れて左室腔を張らせる，③血管収縮薬を投与して後負荷を上げる，④短時間作用型 β ブロッカー投与を行うなどの処置であり，これらの処置で SAM が消失することはよくあることである．それでも SAM が消失しないときには 2nd clamp にて外科的に対処しなければならない．対処法は，①後尖高を減弱する（縫縮，後尖のリングへの縫着：図など），②前尖高の減弱（縫縮など），③サイズが大きめのリングへの変更，④ Alfieri stich 追加，⑤弁置換などである．

大動脈弁置換術における SAM

　Sigmoid septum を伴う高齢者重症 AS 症例などでは大動脈弁置換術後に，AS という後負荷がなくなることによって術前に認めなかった SAM，MR が出現し面食らうことがある．このため大動弁置換の際に，糸かけ前に経大動脈的に突出した中隔側肥厚心筋を切除しておいたほうが安全である．生体

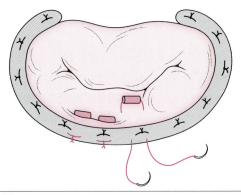

図　SAM対処法の一例
[Kudo M, et al: A simple method of prevention for systolic anterior motion in mitral valve repair by loop technique method. Ann Thorac Surg 87: 324-325, 2009 をもとに作成]

弁置換術後にこれを行おうとすると，メスで弁尖を傷つけたり，機械弁では無理であったりする．もしAVR術後にSAMが生じて内科的対処で解決しない場合，すでに長時間の心停止を行っていることも多く，さらに大きな僧帽弁処置が躊躇されることも少なくない．またAVR施行後の僧帽弁視野展開は大変である．そのようなときにもっとも短時間に行える有効な手段はAlfieri Stitch (A2-P2 Edge-to-edge repair) である．（自己心膜）プレジェットマットレスで狭窄にならぬよう注意しつつ，前尖後尖中央に接合線が合うようにかける．

HOCM（閉塞性肥大型心筋症），Sigmoid septum において

　これらの存在はSAMのrisk factorであり，SAMが生じてもおかしくない状況にあるという認識で手術に臨む必要がある．
　外科的に問題になるのが僧帽弁尖の面積に対するリングサイズ（小さいほどSAMが起きやすい）であり，このためにSliding法やbutterfly切除法などで後尖の高さを減弱させたりする．SAMはDynamicな状況で初めて確認できるものであり，逆流テストではわからない．形成直後の経食道心エコーでSAM, MRを認めた場合の対応は前述のとおりである．

XII. 困ったときの対処法

70

やっと送血管抜去
でも糸が…，
おーっ，大出血！！

- まずは指で押さえて落ち着くこと．
- 状況を把握して正しい対処を行う．

送血管抜去は最後の関門
抜去時出血はめったに見ないが起こりうること

　送血管を抜く瞬間はいつも緊張する．無事に抜去し，止血が完了したら一安心だが，そのときに送血管の糸が切れたり，力を入れ過ぎて血管が裂けたりしたら…．まさしく"disaster"である．送血管の挿入部位からの出血はかなり出血するし，放置しておくとあっという間に血圧が低下してしまう．迅速な対処をしないとまさしく患者の命にかかわる重大事象である．

　現在ではタバコ縫合を二重にかけている施設が大半で，送血管のタバコ縫合かけは基本中の基本なので，テクニカルにはあまりミスの起こらない手技である．それでも出血が起るときとはどのようなときであろうか？　タバコ

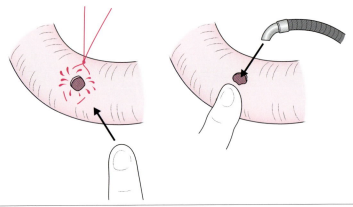

図　指で押さえて送血管を入れる動作を

　縫合の糸に何らかの負荷や目立たない損傷があった場合は糸を引っ張っただけで切れてしまうことがある（タバコの外側の糸が内側の糸を噛んだときなど）．また，結紮の方向を間違ってテンションをかけすぎた場合も結紮の途中で切れてしまう．前立ちが緊張しすぎて力を入れて引っ張りすぎて大動脈を裂いてしまう可能性もある．いずれにせよ，「起こりうること」である．

　心臓血管外科医である以上はこういった状況に陥ったときでも慌てずに冷静に対処する能力を身につけていなければならない．

実際に起こったとき，あなたならどうする？

　実際に起こったときはどうするか？　あっという間に血の海となるので，迅速な対応が必要である．最初にすべきは指で出血口を押さえることである（図）．このときは決して慌てずにそっと出血部位を指で覆うのがコツであり，これにより出血はかなりコントロールできる．そこから冷静に状況を把握すればよいので，この初動のリアクションが鍵を握る．たいていは送血管の穴なので指で出血はコントロールできるはずだが，この指で穴を広げたり裂いたりすることがあるのでそっとおくのがポイントである．

次に状況の把握である．いったい何が起ったのかを冷静にチェックする必要がある．出血が指でコントロールされていたら，ゆっくりと inspection が可能である．ここで糸が切れたことが原因なのか，大動脈壁そのものを裂いているのかの観察を十分に行う．タバコ縫合の片方が残っていたら，ここでゆっくりと助手に結紮してもらうと，出血は十分にコントロールできる．この場合はフェルトか，自己心膜をプレジェットにした 3-0 prolene のマットレス縫合を，全層に針をこねないようにしてかけ，ゆっくりと丁寧に結紮するとよい．この場合は血圧を可能なら 100 mmHg 以下にするのがよい．

　両方とも切れてしまった場合や，壁を裂いてしまった場合はどうしたらよいだろうか？ まず，お勧めするのは抜いた送血管を再度挿入してみることである（図）．基本的には送血管の穴なので大きさは比較的一致するはずである．挿入した後に出血がコントロールできたらそのまわりにタバコ縫合をかけて，もう 1 回送血管抜去の状態をつくり出し，抜去して結紮すればよい．送血管のかわりに同じくらいの金属ブジーを使用してもよい．

　血管性状がよい症例では，血圧を一時的に下げながら部分遮断鉗子をかけて止血操作を行うのもよい方法である．

最悪の場合は人工心肺の再開を

　組織が脆い場合や，裂け方がひどい場合は，上記の対処方法では対処不可能な場合がある．このときは躊躇せずに再び人工心肺に載せるべきである．再び全身へパリン化を行い，大腿動脈から送血し，右房または大腿静脈から脱血して人工心肺を開始する．自分または助手がその間の出血コントロールをしながら，迅速にチームワークよく行うとよい．

　この場合はパッチ閉鎖となる場合が多いと思われるので，全身冷却して循環停止下に修復するのがもっとも安全な方法である．損傷具合や人工心肺下の修復の可能性を考慮しつつ，適切な方法を選択する必要がある．

予防も大事

　開心術では，人工心肺を離脱しても，送血管を無事に抜去するまでは油断は禁物である．常にあらゆることを想定して対処できるようにしておく心構えが重要となってくる．

　しかし，一番の対処法はそのようなシチュエーションにならないように予防することである．そのためには最初の送血管のタバコ縫合の糸かけから，確実な運針を心がけなければならない．抜去して結紮する際も力が入らないように，自分だけでなく助手の技量も確かめつつ，最善の方法を選択する．特に最近は若手が人工心肺を担当している場合も多いと思われ，細心の注意が必要である．

XII. 困ったときの対処法

71

さあ，手術も終盤！
あれ？
血圧がない！

- 血圧低下の原因を正しく把握する．
- メンバーで協調して迅速な対処を！ポンプ，PCPSはいつでもそばに．

手術終盤まで油断禁物．五感を使って危険の察知を！

　開心術は何が起こるか最後までわからないから怖いし油断できない．やっと心内操作が終了して人工心肺も離脱できたと思っていても，突然，血行動態の破綻が起こることがある．また，重症例では，何とか人工心肺を離脱できたと思っても，いつ血行動態が破綻するかわからないので注意が必要となる．基本的なことだが，手術室にいる間は常に患者の血行動態に気を配らなければいけない．モニターを定期的にみることが必要だが，その他にも心電図の心拍モニターの音やリズム，間隔，SpO_2モニターの音のトーンにも常に気を配っておく．
　ベッド移動の際，患者を移したとたんにVFになることがある．これは移動の衝撃で左室内の空気が（右）冠動脈内に入って起こるものと思われる．

すぐにDCを行う．ベッド移動の際はいつもそのつもりで用心しておくこと．かつて麻酔科医も誰も気づいてないことがあった．

血圧低下の原因は？

　実際に血圧低下が起きるには原因が必ずある．術中操作に心配な点がある場合は常にその点に注意しておく．そのうえで，常に血行動態が破綻したときの対処方法を考えておくことも大切である．

　血圧低下には突然起こるものと，徐々に悪くなっていくものがある．突然起こるものとしては，VT，Vfなどの不整脈，coronary event，大動脈解離などの大動脈イベント，突然のValveのトラブルなどがある．徐々に悪化するものは心機能低下が原因であることが多く，低心機能や心筋保護不全，浮腫の悪化，圧迫などが挙げられる．

　これらの可能性について留意しつつ，迅速に対応することが求められるので，人工心肺を離脱した後も常に意識しておいておく必要がある．

実際の対処方法

　実際に血圧低下が起こったときは迅速に対処しなければならない．不整脈が原因の場合は，すぐにDCを施行する．Coronary eventのときでスパズムが疑われる場合は麻酔科に投薬の調整をお願いしつつ，経食道心エコーにて心筋の壁運動異常の有無をチェックする．大動脈に異常があった場合は破裂していないか，経食道心エコーにて確かめる必要がある．心機能のチェックを行い，心機能低下の場合は経食道心エコーを用いて心機能を評価しつつ，投薬調整などで対処すべきである．

　とは言っても，実際はこのように考えている時間はない．まずは上記の対処をしつつ，回復がむずかしいと判断した時点で，血圧の確保，適正な血液循環量をキープできるように迅速に行動すべきである．まったく血圧が上がらないときは，ただちに心臓マッサージを開始しなければらない．手で包み込みように心筋を抑えつつ確実に行う．どんな原因であれ，このような場合は一時的に心臓を休ませるために補助循環が必須となる．

いざ，緊急人工心肺再開！

　どのような病態であれ，血行動態が保てないときの第一選択は人工心肺である．送血管を抜いた後はもう一度，送血管，脱血管のタバコ縫合をかけて送脱血管を挿入しつつ，人工心肺を用意してもらい，準備が完了次第，ただちに人工心肺を再開させる．繰り返すが，本当に急ぐときはタバコ縫合なしで送脱血管を挿入して，まず人工心肺を開始する．それからタバコ縫合の糸をかける．ここで人工心肺回路を下ろしていたら，もう一度準備するのにかなり時間がかかるので，この場合は PCPS 回路を組み立てて，まずは血行動態を立て直すのが賢明である．この間も心臓マッサージを続け，純酸素の投与，昇圧薬の投与を麻酔科に依頼する．心臓血管外科医，麻酔科医，看護師，臨床工学技士のチームワークが求められる．

　このような状態ではかなり慌てるので，人工心肺の回路を閉胸まで残しておくと，人工心肺開始が容易となり，筆者もこの方法で何回か事なきを得ている．また，鼠径部に FA と FV にエラスター針を留置しておくと，胸部で心臓マッサージなどを行っている間に FA と FV に送脱血管を入れ，その間に PCPS を用意してもらい，回路が準備できしだい，送脱血管とコネクトして開始すると通常の蘇生処置のように，スムースにリカバリーすることができる．

　脳の虚血時間を極力少なくするように心がけ，チームワークを駆使して，補助循環をいつでも確立できるようにシミュレーションを積んでおくべきである．いつでも起こりうることの準備として，必要器材は手術が終わるまでは手術室または側に置いておくべきである．

XII. 困ったときの対処法

72

ああ，血が止まらない〜

- 止血の原則を考慮しつつ，あらゆる手を打つ．
- 時にはやり直しも考慮する．

心臓血管外科医の悪夢 〜出血が止まらないとき〜

　心臓血管外科医として一人前になるためには止血を完遂できるようにならなければならない．どんな困難な状況でも止血をしてみせる！ という意気込みが大切である．とは言っても，まったく止血できないと絶望的になるものである．そんなときの系統的なアプローチを持ちつつ，いろいろと引き出しを増やしていくのがよいと思われる．

基本は外科的止血 〜判断力を磨く〜

　出血している箇所を外科的に止血するのが基本である．止血テクニックについては別項 28, 29, 30 にあるが，ここで重要なのは出血点を迅速に同定し，

外科的に修復すべきかどうかを迅速に判断して対処することである．

　当たり前だが，出血は外科的処置を施した部分が多い．まずは自分で心配な場所をチェックする．吻合時に組織が弱かったとか，視野が悪く何となくかけてしまったとか，外科医にしかわからないところの判断を行う．最初は止血されていた場所でも，prolene 糸には後から少し糸が緩んでまた出血しだすことがあるので，特に大動脈吻合部では注意を要する．また，スパスムで出血がなかった小血管が後に攣縮がとれて出血しだすこともあるので，心配であれば一度パパベリンなどの血管拡張薬を散布して確認するのも手かもしれない．大動脈なら視野が悪かった部分の吻合部，弁膜症では，右側左房の切開ラインの端，大動脈切開部，CABG では冠動脈の吻合部やグラフトの枝などが，最初にチェックすべき部分である．他に心膜逆 T 字切開で左右に切り込んだ横隔膜面，一時ペースメーカ刺入部，胸骨ワイヤーの刺入刺出点，内胸動脈剥離ベッドなども出血点としてよくある．

　外科的に止血できる部分は迅速に止血すべきである．必要に応じて人工心肺の再開の判断も行う．

凝固能が破綻した場合

　いくら外科的に完璧に縫合したとしても，出血するときはするものであり，止血に困難な状況に陥る．そんなときにも焦らないのが心臓血管外科医である．

　まずは止血に必要なファクターがそろっているかの確認が必要である．ACT を測定し，ヘパリンがリバースされているかを確認する．一度リバースされていてもまた延長することがあるので，定期的な測定が必要である．血小板数の確認も必須である．特に長時間ポンプになった場合は確認が必要である．PT-INR もチェックしたい．出血がコントロールできないときは延長している場合が多い．これらを確認して異常があれば速やかに補正する．プロタミンの投与，血小板の投与，FFP の投与により劇的に改善する場合が多い．

　忘れやすいのがカルシウムである．凝固因子カスケードの中にも凝固に必要な因子が入っている．RCC を多く輸血すると添加物の MAP によりカル

シウムの低下を招く場合もあり，適宜補充する必要がある．温度にも注意が必要である．低体温では止血もむずかしい．適切な復温も重要な要素である．

最強の止血材は Factor Ⅶ である．どうしてもというときには試す価値がある．むやみに使用すると術後の血栓症の原因になるので注意を要する．

止血材の使用方法

出血が止まらない場合は，いくら追加針をかけても止血困難な場所も現われる．また，すべての針穴から出血しだすこともある．そのような場合には市販の止血材を駆使して止血する．

もっともよく使われるのがフィブリングルーであろう．ラブアンドスプレー法やスプレーを用いた方法で噴霧した後に確実に出血している場所を圧迫する．サージセル®とともに圧迫するのもよい．シート型の製品も出ているので，こちらも適切な大きさに切って使用する．

最近はハイドロフィット®という製品もある．大動脈疾患で特に有効で，液体を特殊なシリコンのシートに塗って止血点に貼り付ける．出血している部分では自己の血液と反応して30秒程度の圧迫で止血が完成される．サージセルニューニット®とともに使用するとより強固だが，剝がすのが困難になるので注意を要する．

これらの止血材をフェルトストリップを用いて圧迫するのも，広範囲の圧迫には有効である．

また，最強の凝固因子である Tissue Factor を含んでいる自己の脂肪組織と，これらの止血材を組み合わせて圧迫すると有効な場合もある．

それでも止まらないときは…．出直しも考える．

以上の努力を重ねても出血のコントロールができないこともある．そのときはガーゼパッキングして一度手術を終了して，時間をおいて出直すことも選択肢となる．出血が多いところにガーゼを詰めて圧迫し，圧迫効果を狙う．タンポナーデにならないように適切にドレーンを留置し，できたら皮膚は閉鎖するのがよい．必ずしも胸骨の閉鎖は必要ではない．血行動態が破綻するときは PCPS の装着や胸骨浮腫で閉鎖困難な場合の方法を用いる．

もう一度，外科医へ贈ることば
"もっとも重要な凝固因子は外科医"
—Moshe Schein

人生どうなるかわからん

　高校3年生のときに共通一次試験（今でいうセンター試験）の後，進路指導があった．3年間，バスケットボールしかしなかった自分がよい点数をとれるはずもなかった．担任のY先生から「おまえ二次試験どうするとや？」と言われ，「一次試験がよくなかったので，医学部ではなく，この点数で通りそうなほかのところにしようとします」と答えたところ，先生が真っ赤な顔をして，「おまえ男が決めたことは最後までやれ！」と怒られた．二次試験に落ちて「先生，医学部ダメでした」と報告に行くと，先生はニッコリ笑って「よし」と言われた．当時は"なんて進路指導や"と思ったが，今考えると，30年後，40年後を見据えた，すごい進路指導だったなとつくづく思う．あの進路指導がなければ（もちろん別の人生はあっただろうが），間違いなく今の自分はない．人生どうなるかわからん．

XII. 困ったときの対処法

73

手術は終わった！でも心臓がパンパン！さあ，どうしよう？

- 重症症例の中には浮腫で胸骨閉鎖が困難となる場合があることを理解する．
- まずは，全身状態を安定させることを最優先に．

重症例では心臓の浮腫が著明になることがある

　心臓血管外科をやっている限り，かなり重症な開心術を経験することは誰にでも起こりうる．そういった症例に対しても全力を尽くして対処するのが，われわれ心臓血管外科医である．

　術前ショック状態，重症心筋梗塞，重症の感染性心内膜炎，超低心機能症例，虚血再灌流障害，長時間心停止例，大量出血症例など，われわれは常に危険にさらされている．こういった症例の中には心臓が著明な浮腫に陥って，胸骨閉鎖が困難になることがある．このような状態になってしまうと，むりやり胸骨を閉鎖するとあっという間に血行動態が破綻してしまう．たとえPCPSを装着している状態でも，閉鎖することによってフローがとれなくな

ることがあるので，無理な圧迫は禁忌である．このような状態になっても落ち着いて対処できるように常日頃から備えておく必要がある．

胸骨を閉じずに閉胸する方法

　一口に胸骨が閉鎖できないと言っても，見た目にも明らかに閉鎖するのがむずかしい場合から，閉鎖できそうなので閉鎖したものの，血行動態が破綻する場合まで，さまざまなシチュエーションが考えられる．

　まず，ある程度閉鎖が可能な場合には，胸骨は閉じずに皮膚だけを閉鎖することを考慮する．皮膚は感染防御のもっとも強力なバリアであり，これで血行動態が破綻しなければ許容できるので，まず考慮する．この際は胸骨切開断端からの出血がないことや，胸骨の切開断端が重要組織を損傷する危険性のないことを確認する必要がある．

　しかし，このような場合はまれで，胸骨閉鎖が不可能なときは，少しでも開胸器を外しただけでも血行動態が破綻することがある．このような場合は胸骨を開いた状態に固定する必要がある．筆者は注射器のシリンジを使用して胸骨を固定する場合が多い．これは，30 mL または 20 mL の注射器のシリンジを図のように細工して胸骨に固定する（図1）．ずれないように胸骨を貫通する針糸，またはワイヤーで固定するのもよい．胸骨を浮かすことで心臓への圧迫がないことを確認する．

　皮膚の被覆は施設によってさまざまであると考えられるが，エスマルヒを用いることが多いと思われる．胸骨の大きさに合わせてカットし，5-0 prolene の連続縫合で閉鎖する．Air tight にすることが重要で，丁寧に縫合する．

　最後にドレーンで吸引したときにエアを引き込まないようにすることを忘れてはならない．イソジンドレープで被覆することが多いが，これではドレーンの隙間からエアを引き込む場合がある．イソジンゲルなどで対処するが，なかなかコントロールがつかないことがある．そんなときはエスマルヒの上に VAC のスポンジを乗せて吸引し，VAC のドレープを貼った後に，イソジンドレープを貼る方法がよい（図2）．この方法では VAC の陰圧により縦隔内の Air tight な環境を確保できるので，当院では多用している．

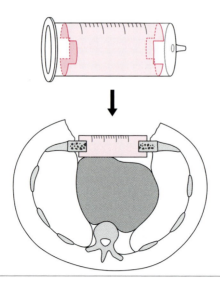

図1

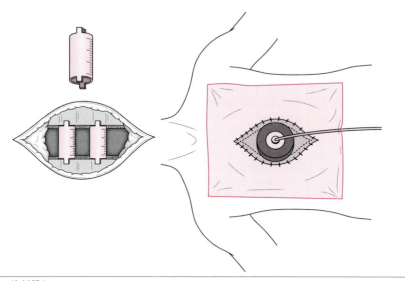

図2　注射器とエスマルヒ，VAC

胸骨を閉じずに閉胸した後の対処方法

　術後は心臓浮腫をとるために，水引きをしっかりとする必要がある．止血を完全にして血行動態をしっかりと保ち，腎機能の維持に努める．2～3日は感染が起らないようにAir tightの環境を保たなければいけない．何日も水引きが必要となる場合は，VACとイソジンドレープの交換を考慮したほうがよい．ドレーンのエアリークが出現したときも然りである．胸骨の固定は不十分かつ不安定なので，極端な体位変換は避けるべきである．

　ある程度心臓の浮腫がとれて，血行動態も安定し，炎症状態も落ち着いてきたら閉胸にトライする．閉胸時はまず，十分な洗浄と止血確認が必要である．そして，心臓の浮腫の具合をチェックする．胸骨を閉鎖しても血行動態が変化しない場合は通常の方法で閉胸を行う．心臓の浮腫が強い場合や血行動態が安定しないときは，段階的に閉胸へ向けるのがよい．無理すると血行動態が破綻するので，安全な方法での閉胸を試みるべきである．注射器のシリンジの幅を徐々に短くして固定し直したり，場合によっては皮膚だけ閉じるなどして，次に備えるようにする．

あきらめないことが大切

　胸骨が閉まらない状態は，非常に困難な状況であり，場合によっては治療をあきらめることを考えるかもしれない．しかし，PCPSや透析なども駆使して，血行動態の安定や除水の環境を整え，止血，感染管理を行うことにより，リカバリーする患者もでてくる．今回，示したような方法もあることを知っておけば，自信をもって重症例にも対処できるようになるので，ぜひとも知っておいてもらいたい．

XII. 困ったときの対処法

74

冠静脈洞について

- 逆行性心筋保護出現前は心臓外科でもあまり注目もされなかった存在の冠静脈洞であるが，逆行性心筋保護を行うようになり，毎回意識せざると得ないものとなった．逆行性カニューラの挿入法，逆行性心筋保護の特性，損傷時の対処法，局所冷却併用の有効性について述べる．

逆行性カニューラの挿入法

　まず右房壁における挿入箇所の選定であるが，刺入部から右房内を透視し，冠静脈洞を見るように想像して刺入部を決める．ただし，右房挿入部は右冠動脈が走行する右房右室間溝に近づきすぎると，抜去後の出血があった際の追加針が置きにくくなるので，房室間溝からはある程度の距離をとる．かと言って離れすぎると右房切開がやりにくくなり，その閉鎖にも苦労することになる．人工心肺開始後クランプ前にカニューラを挿入するが，心臓が虚脱すると冠静脈洞そのものも口が小さくなり，また冠静脈洞入り口のThebesian valve が冠静脈洞に張り付き挿入が困難となる．このため，挿入時には人工心肺脱血を減弱し，右房を張らせることにより冠静脈洞口を広げ，

Thebesian valve を開くことで挿入を容易にする．先端が冠静脈洞口に入りかかったところでスタイレットを1cmほど引き抜き，さらに進める．このとき，抵抗を感じる場合には決して無理に進めてはならない．適切な挿入の確認には経食道心エコーが役立つ．また，用手的に先端位置を確認する．手を添えているときは経食道心エコーは見えにくい．カニューラ挿入が深すぎると後下行枝（4PD）に沿って走行する後心室間溝静脈（中心臓静脈）を閉塞し，右冠静脈領域の心筋保護液灌流が行われなくなるので深くなりすぎないように注意が必要である．適切な位置に挿入できたら圧ラインを接続後に逆行性心筋保護液の試験注入を行い，圧が良好に上昇するか（30 mmHg 前後：20〜45 mmHg）確認する．胸骨正中切開では，逆行性心筋保護液注入により右室の静脈に赤色の血液が流れている，もしくは右室の心筋温が冷えているなどの視覚的，触覚的な確認も補助的に行うことにより，安心した心筋保護が行える．盲目的挿入困難例や長時間の心停止が予想される場合は，右房を切開して直視下に冠静脈洞口を確認し，直接逆行性カニューラを冠静脈洞に進める．直接挿入するからといっても簡単にカニューラが冠静脈洞内に簡単に入るとは限らない．見えるのは冠静脈洞入り口だけであり，それがどの方向に開いているのか確認するのがむずかしいときがある．時に，直視下に無理に入れようとして冠静脈洞の穿孔をきたすことがある．このため右房切開による冠静脈洞への直視下逆行性カニューラ挿入を行う場合でも，前述のように人工心肺開始後クランプ前にカニューラ先端だけでも冠静脈洞に挿入していたほうが安全である．そのほうがむしろ入りやすい．カニューラ固定には冠静脈洞口に 4-0 または 5-0 Prolene でタバコ縫合をかけるが，伝導系損傷を避けるために静脈洞口内側にかける．ターニケットを締めた後はバルーンを膨らませ，ギリギリまで引き抜いて注入テストで圧を確認する．この圧測定は重要で，その後の冠静脈洞からの追加注入の際も，確実に投与されているかを確認するための圧測定は必須であることを忘れてはならない（圧を測定していなくて十分な心筋保護ができておらず，大変なことになった話を聞いたことがある）．

逆行性心筋保護の特性

　手術を中断することなく心筋保護液灌流を行える（心臓を脱転したままでも投与可能），冠動脈内の塞栓や空気を flash out できる，高度冠動脈病変や大動脈弁閉鎖不全症例でも可，などの利点があるものの，欠点として投与に時間を要する，右室灌流が不十分といわれる，などが挙げられる．手術を中断することなく心筋保護液灌流を行えるため，われわれは逆行性心筋保護を頻用しているが，その場合には右室灌流不十分という欠点を補うため，右室前面への ice slush による局所冷却を必ず併用している．

冠静脈洞損傷時の対処法

　時に薄く，脆弱な冠静脈洞を損傷し，逆行性カニューラが外に飛び出すことがある．この場合，慌ててカニューラを抜いてしまうと正確な出血点がわかりにくくなるので，カニューラを抜かずに穿孔部に向けて修復の針糸をかけるようにする．この場合，クランプ前であれば右房を張らせたほうが後壁をとりにくい．状況により，どうしても修復できない場合は冠静脈洞をつぶすつもりで糸かけをして止血する．もちろん，右冠動脈を損傷しないよう意識して針を深くかけすぎないこと．仮に冠静脈洞が閉塞しても，問題になったことはない（閉塞しても冠静脈血は Thebesian valve を介して右心系に戻っていると考えられる）．手術操作が終わって冠静脈周囲に血腫を認める場合は，出血がない限り何もしないでそっとしておく（触らぬ神に祟りなし）．

XII. 困ったときの対処法

急変時にOPCABからスムーズにオンポンプへコンバージョンするには？

- 麻酔科，人工心肺技士とのコミュニケーションが大切である．
- 術者は心臓全体を把握しながら，吻合すべし！
- 術者は司令塔．コンバージョンは想定内と考えておけば，いざというときに慌てないで済む．

何より大事なのは，麻酔科とのコミュニケーション

　まずOPCABからコンバージョンする理由について頭に入れておき，その予兆を早く捉えることが大事である．この部分については項目66を参照してほしい．この患者が特に陥りやすい理由をつかんでおき，事前に麻酔科と話し合っておくことが重要である．たとえば，急性冠症候群であれば，心室細動であり，不整脈が増えてきた段階でコンバージョンを考慮する．低心機能なら血圧低下→心停止という可能性があるため，血圧低下傾向なら末梢を締めて血圧を維持するのはほどほどにして，コンバージョンを考慮するといった感じである．このコンバージョンの閾値をあらかじめ設定しておくことが大事である．

人工心肺技士とのコミュニケーション

人工心肺技士とコンバージョン方法と準備にかかる時間について話をしておく．プレコネ回路なら3分程度でセットアップできるため，聖路加国際病院では通常の人工心肺を準備している．

術中は冠動脈＋心臓を見る

冠動脈切開をした辺りから，冠動脈に視野が集中するかもしれない．血行動態は麻酔科に任せればよいというのはいかがなものだろうか？ 心臓の動きが悪くなってきているかどうかを感じられなければならない．左室の動きが悪くなると，右室が張ってきて明らかに苦しそうになる．不整脈は当然，感じられる．

変化を感じたら，脱転を軽く緩める

血圧が低下してきた場合，緩やかな変化であれば，まず脱転をやや緩くしてみる．これで改善傾向になることが可能な視野であれば,手技を継続する．IABPをもし手技中に考慮するなら，このタイミングである．

心室細動は除細動してオンポンプへコンバージョン，心停止が起これば迷わずコンバージョン

この状況になってからのIABPは状態の安定化を確実に図るという点で十分ではないため，その使用は避けるべきである．冠動脈吻合中のことが大多数であり，冠動脈からの出血が心配になるかもしれないが，内シャントを入れるのに手間取っていると，頭がダメになる可能性が出てくる．すぐに技士にポンプ準備を指示して，自分は吻合部を手の平で覆うようにしながら確実な心臓マッサージを行う．出血が多い場合，輸血が準備できて入れば開始，準備に時間がかかるようなら補液をしながら輸血を準備してもらう．

タバコ縫合は後回し，送血路確保が大事

　送血路確保が最優先でタバコ縫合糸かけは後で行う．まず前立ちに心臓マッサージを代わってもらう．3人いる場合は自分の横に1人来てもらい，回路の準備中にマッサージの方法について伝授しておく．代わるとしゃかりきになってマッサージを始める人間がいるため，ゆっくりマッサージするよう伝えておいたほうがよい．代わってもらったら一呼吸して，左手に鑷子を持ち，右手の尖刃で大動脈に切開を入れる．大動脈の圧が低いとカニューラが入りにくいので，鑷子を手前に引くようカウンタートラクションをかけながら挿入する．次いでカニューラ内のエア抜きだが，圧が低いと抜けにくい．左手でカニューラをしっかり固定しつつ，右手にチューブ鉗子を持ち，前立ちにキャップを外してもらう．心臓マッサージの収縮に合わせて血液が満たされたタイミングで，チューブを噛む．エアが入らないように回路に接続してもらう．入った送血路を前立ちにしっかり持ってもらい，心臓マッサージを終了し，右心耳を切開して脱血カニューラを挿入する．ポンプを開始して，送血，脱血カニューラの順にタバコ縫合を置いて固定していく．

術者は司令塔

　助手の能力によってこの役割を変える必要があるので，心配な場合はチームでシミュレーションをしておくこともスムーズなコンバージョンには有効である．術者が慌てると手術場全体が浮き足立つので，あくまでコンバージョンは想定内と考えておくことがもっとも重要である．

XIII. その他

指導的助手：助手側からの手術のコントロールってなに？

- すべてがわかっていないと指導的助手はむずかしい．
- 後世に伝えるために教育者になるには必要な技術．

指導的助手って？

　指導的助手ってなんだろうか？　心臓血管外科の修練の際の登録では，術者と指導的助手は同等に手術を施行した人として登録されることから，実質手術を施行していると，心臓血管外科の世界では認定される立場の外科医ということになる．なぜ，術者と同等なのであろうか？

　誰しもが若い頃から完全にindependentで手術できるわけではない．最初は指導してくれる先生に「ここに糸をかけろ！」とか「このカニューラを抜け！」とか言われながら手術をした経験があるはずである．自分が術者としてやっと手術をし始めたときはあまり意識ができないが，このように導く外科医になるにはかなり技量が必要である．

　手術というのは，実際に切ったり，縫ったりするだけでは完遂できない．

まずは，患者の手術適応を決め，万全の状態で術前準備を行い，セットアップを行って，適切に心内修復をできる環境を整えて，初めてメインである心臓の手技を開始できるのである．心臓の手技を終えても，人工心肺を離脱できるような状態にもっていき，まわりと協調しながら人工心肺を離脱し，止血を完璧に行わないと手術は終了できない．このようなすべてのステップをコントロールして，メインのパートについて術者（若手）に指導する力がないと務まらない役割が指導的助手なのである．

こうして改めて考えると，かなり技量がないと務まらない役割であることがわかる．ある意味，手術を真にコントロールしている人であり，手術のすべてを理解していることが必須である．

手術ではメインのパートがもちろん中心となるが，その前後に細かなステップがあり，それぞれにピットフォールが存在する．手術適応，術式の決定は患者の未来を決定するものであり，外科医がもつもっとも重要な「権限」である．患者一人ひとりの状態に応じて適切に状態をコントロールするには，外科的手技でだけでなく，外科学一般の知識，循環管理に関する知識，麻酔の知識，人工心肺の知識，血液学的な知識などを必要とする．さらにはそれらをコーディネートする力を要する．これらすべてを兼ね備えてこそ，指導的助手になれるのである．

指導的助手のスキル獲得には

指導的助手への道は手術適応の決定から始まる．昨今のガイドラインを熟知し，かつ患者一人ひとりの状態を把握して，きめ細やかな適応の決定が大事である．術式決定もできるだけ妥協をせずに，その患者にベストの方法を選択すべきである．しかし，重症例やハイリスク例では適度なラインを設定する必要があり，そのさじ加減には経験を要する．自分が指導する術者の技量も考えておく必要もある．

指導的助手はほとんどの場合，自分より若手の心臓血管外科医を指導することになる．まずは若手にしっかりと手技を覚えてもらうためにさまざまな手技をさせるわけだが，間違った方向にいかないように常に最善の注意を払い，修正しなければならない．そのためには手順をしっかりと決めて，ちょっ

とした逸脱も許さないような指導が重要となる．同時に心停止に至るまでの手技で若手が起こしやすいミスを未然に防ぐように誘導しつつ，安全に手技を完遂させなければならない．心停止までは，確実な送脱血管の挿入，出血させないような正しい剝離，心内操作に向けての下準備が重要となる．

心内操作のときには視野の展開が重要となる．確実に自分も術者も見える位置での視野展開をマスターするのはかなりの技量がいる．手術を安全に施行するには必要なことなので，ぜひとも修得する必要がある．また，自分で初心者が操作しやすくなるような視野展開をしていると，視野を出すコツがわかってくるので，自らの術者としての技量も高まる．基本的な運針の順番や針の角度もきっちりと決めておくと指導しやすい．

人工心肺離脱時も気を抜けない．術者としてももちろん気を抜けないポイントであるが，いわば「着陸」にあたるこの動作も実際に若手に経験させないと身にならないので，一つひとつのポイントを確認しながら行う必要がある．麻酔科とのコラボの仕方や人工心肺技士との連携，チェックポイントの確認など，術者としてのルーティン事項を確認できる，よい機会である．

止血も重要なポイントである．基本的に心臓血管外科として独立するためには，止血を自分一人でしっかりとできなければならない．逆に言うと，若手に任せられるかどうかはここを任せられるかで決まる．まずは早急に止血しなければいけない状況かどうかの判断，気づきができるかのチェック，実際の止血の手技，全体を見渡す力をもたせなければいけない．そういったポイントの判断は指導者としての技量の向上にもつながる．

最終的には閉胸できるかどうかの判断になるわけだが，ドレーンのポジションの確認，ペーシングワイヤーの確認，CABGならグラフトポジションの確認，止血の完遂の有無，一つひとつのことを確認しながら若手に伝えていくことは，本書の目的にもかかわるが，後世に自分のワザを伝えるという意味でも重要である．

以上のように，指導的助手の技量を身につけることは，心臓血管外科発展のために後世に伝える大事な役割を担うということである．一つひとつのステップを核にすることは自分が術者になるときにも重要な要素であり，自分自身の成長にもつながるので，皆が修得すべき重要なミッションであると心得たい．

XIII. その他

77

マーキングペンの用途

・手術のときによく使うペン（マーキングペン）であるが，有効に使うことで確実な手術が可能になる．

使い方

　マーキングする部分が濡れているとインクのつきが悪くなるので，目的とする部分はガーゼで拭いてドライにしておく．先端はすぐ色がつかなくなるので，広範囲をマーキングしたいときやしっかりとマーキングしたいときには，先端をペアンで掴んで芯を引き抜くとタップリと塗れる（勢いよく引き抜くとまわりから怒っていると勘違いされるので，こうするとよく描けるんだよ，と言ったほうがよい）．そのままにしておくと乾燥するので，使用した後はペンの穴に戻しておく．

人工心肺前に

　大動脈カニュレーション前に用手的確認と Epiaortic echo で上行大動脈性状の確認を行った後に，送血カニューラやクランプの位置や可否を決定する．上行大動脈に石灰化プラークがある場合には，その場所をマーキングして示し，そこに近づかないようにする．場所を間違えない意味でも，若い先生の教育の意味でも，その場で送血部位やクランプ箇所をマーキングしておく．

冠動脈外科で

　まずグラフトのねじれを防止するために採取したグラフトの背側に全長にわたって印を付ける．このとき圧をかけてグラフトのねじれをとらないと真っすぐには引けない．静脈グラフトではオリーブ針をつなげて注射器から生食を流し，反対側先端にブルドックをつけて閉塞し，グラフトに圧をかけてねじれをとる．真っすぐの状態を保ちながらゆっくりとテーブルに置き，前述のように引き抜いたペンの芯を使うとタップリ塗れる．また，人工心肺開始後大動脈クランプ前に一度ターゲットの冠動脈を確認し，冠動脈外膜を剥離してターゲットの部位を決めるが，このままだと心停止後にターゲットがどこであったかわからなくなることがある．このため，心拍動下でターゲットを決めた時点で，ターゲットの左右に引き抜いたペンの芯でタップリと印を付けておく．

大動脈弁手術で

　大動脈切開部位を決めるにあたり，まず右冠動脈起始部を基準にするが，大動脈基部の脂肪組織を剥離して右冠動脈起始部を確認したらここに印を付ける．それを基準に 1.5～2.0 cm 頭側に大動脈切開部位の印を付ける．大動脈弁置換術では各 Nadir や人工弁のステント間の真ん中に印を付けるなりして，運針配分の目安とすることができる．

僧帽弁手術で

　右側左房切開を行う前に右房と左房の間の心房間溝（Waterston's groove）を剥離するが，剥離が終了したところで剥離面の一番奥（右房左房の境目）に線状マーキングを行う．閉鎖時の縫い代を考慮し，右側左房切開はこの線より少し手前で行う．左房メイズにおいて，右側左房切開の下端（A点）から僧帽弁輪（B点）への焼却を行う場合，まずA点からB点手前の左房壁方向へ左房後壁をAtriCure®などで挟んで焼却する．次にこの先端部（C点）からB点への電気的隔離をペンタイプAtriCure®や冷凍凝固などで行うが，C点にマーキングを行うことで途中C点を見失わずに済む．僧帽弁形成では両側線維三角と後尖弁輪中央にマーキングすることで，Ring sutureの均等な糸かけが可能となる．僧帽弁置換術では人工弁のステント間の真ん中に印を付けるなりして運針配分の目安とすることができる．

大動脈手術では

　人工血管を大動脈に連続縫合で吻合するとき，配分を間違えて吻合の終盤には大きさが合わなくなることがある．このため，人工血管，大動脈断端ともに1/4ずつ均等に印を付けると連続でもその配分を間違うことなく，間違いそうになっても途中で修正しつつ吻合を進めて，ちょうどよい配分で吻合を終了できる．

編集後記

テキストブックの持つ意味とは何だろうか？本というのは筆者の経験したこと，考えたことを読者に新しい体験として提供することができる媒体である．心臓血管外科の世界は，偉大な先人達の技術，経験の伝承により発展し今日に至っている．手術というものは，この「経験」がものを言い，どんなに若くして手術ができるようになっても，たくさんの「経験」を積んでいる年長者には敵わない．この「経験」のより効率的な継承こそが本書の目的である．

徳永先生からこのお話をいただいたときに，今までわれわれが見聞きし，自分の指導者などから口頭で教えられたことの中にたくさんの患者を救う要素が散りばめられていることを改めて認識した．一方でそれらがテキストとして存在していないことにも気づき，その理由を考えてみた．おそらく各施設の流儀の違いにより正解がないことが一つの理由であろう．今回，徳永先生や阿部先生とディスカッションしただけでも三者三様のやり方があり，どれも理論と伝統に基づいており，私自身も非常に勉強になった．我々の世界はお茶の世界に似ており，手技の違いは流派の違いのようなものである．このような方法もあるといった参考としても活用していただければと思う．

一方で，本書で触れた裏ワザの数々は，各自やその先輩方の苦い「経験」を元にして編み出されたものである．是非，本書を読むことによって随所に散りばめられている苦い「経験」を実際に体験したつもりになっていただき，二度と同じことが起きないような予防に役に立てていただければと願う．オーストラリアでの留学時代に，同僚が教科書を読んだだけで経験したこともないのに全てを自信満々にあたかも体験したかのように話していたことを思い出す．このような耳学問による経験と実際の経験の融合．それによる更なる化学反応を期待したい．最終的には様々な方法があることを知った上で自分なりの「型」を身につけるのに本書が少しでも役に立って欲しいと思っている．

最後にこのようなすばらしい企画にお声をかけていただいた徳永先生，私を叱咤激励しながら助けてくださった阿部先生，編集で大変お世話になった杉山孝男氏，高橋龍之介氏に心からの感謝の意を申し上げたい．北の大地の午前2時の餃子屋から始まったこのすばらしいプロジェクトを生んだ出会い～「学会での交流」～こそがみなさんに伝えたい「裏ワザ」かもしれない．

平成31年2月

大阪警察病院心臓血管外科　西　宏之

たしかこの話が持ち上がったのは，2017年の札幌で行われた日本胸部外科学会定期学術集会であったと記憶している．居酒屋を何軒か梯子して，午前0時過ぎに入った店で私たちを待ち構えていた20名ほどの中にいらっしゃったのが徳永先生であった．話が盛り上がり，午前2時ごろになって解散になったが，西先生と3人で意気投合しさらに餃子屋に入った．そこでビールを飲みながら徳永先生が本書執筆の話を切り出された．酔いも手伝って引き受けたものの，半年後にいざ作成となって，膨大なワークロードに立ちすくんだ．

　まずは，項目の洗い出しであったが，縁起が良いので最終的に77項目にしようということになり，一人30項目ほどをとりあえず出すことになった．自分でも色々裏ワザがあるように感じていたが，実際に項目を挙げてみるとなかなか30項目に届かない．編集会議では，結果として徳永先生，西先生に助けてもらい，いくつかお二人が考えた項目を分けていただく形となった．その後も，執筆の進行は常に徳永先生が先を行き，西先生の進捗を確認しながら，遅れすぎないように努力はしたつもりであるが，結果として締め切りにギリギリ間に合わないことが多く，編集を担当された杉山孝男氏，高橋龍之介氏にはご負担をかけてしまったことをここでお詫びしたい．

　このようにバタバタとした執筆活動であったが，出来上がってみると，「なるほど」とか，「このようにしておけば良かったのに」という気持ちが湧き上がってくる内容にあふれており，施設が異なると，こんなに裏ワザがあるのかと私自身も大変勉強になった．

　話は変わるが，最近自分が趣味としていることの一つに俳句がある．裏ワザではないが，物事を違う方向から見ることができ，また初心者でも発句できるのが良いと感じている．ここで一句認めたい．

　　　　　　　裏ワザを　表と合わせ　針供養

　やはり技術の基礎は表である．これは各施設においての標準手技法ということになろう．歌舞伎の世界で語り継がれている言葉に「型があるから型破り，型がなければ形無し」というものがある．皆さんもまずは各施設の型を習得し，これに肉付けする形で本書を読んで，さらに上を目指す手がかりになれば幸いである．

平成31年2月

聖路加国際病院心臓血管外科　阿部恒平

索引

欧文

Antegrade CP カニューラ　65
Bentall 手術　178
Bovine arch　5
DC パッド　29
Diastolic Filling Index（DFI）　221
eye ball test　26
Independent left vertebral artery　6
LIMA suture　113
LV ベントチューブ　64
One-hand tie 法　10
OPCAB　217
PDA（Patent Ductus Arteriosus）　5
PFO（Patent Foramen Ovale）　4
PLSVC（Persistent Left Superior Vena Cava）　5
Pulsatile Index（PI）　221
Retrograde CP カニューラ　64
SAM（systolic anterior motion）　151, 226

和文

あ行

一時的ペーシング　78
糸裁き　117
インテグシール　35
右側左房切開法　137
右房切開　158
運針　7
エタノール　34
オープン　8
オラネジン®　34

か行

解剖バリエーション　4
拡張能　208
下肢虚血　198
冠静脈洞　244
冠動脈スパズム　201
冠動脈切開　119
冠動脈同定　1, 2
冠動脈 4AV　23
逆手　7
逆行性カニューラ　244
逆行性心筋保護　42, 246
逆行性心筋保護カニューラ　1, 3
急性大動脈解離　173
弓部置換術　164
胸腔ドレーン　73
胸骨下ドレーン　72
胸骨正中再切開　209
胸骨鋸　37

索 引

胸骨ワイヤー　85
狭小弁輪　130
緊急性気胸　200
空気抜き　60
グラフト　99, 108
グラフト把持　116
クローズ　8
クロルヘキシジン　34
経食道心エコー　31
頸動脈エコー　25
外科的止血　236
血圧低下　234
血液検査　25
血管吻合　17
結紮糸　133
抗凝固薬　21
抗血小板薬　21
後尖温存僧帽弁置換術　145
呼吸機能検査　25
後負荷　207
ゴムチョク　13
コンバージョン　247

さ行

再開胸　27
左心耳閉鎖　183
三尖弁　252
歯科口腔検診　24
止血　92, 96
止血材　238

指導的助手　250
収縮能　207
出血コントロール　198
術後出血　189
循環停止　162, 165
順手　7
消毒法　33
上方中隔切開法　138
心筋保護　42
神経障害予防　31
人工血管周囲ドレーン　73
人工血管修復術　169
人工血管吻合　166
人工心肺　235
心タンポナーデ　200
心囊外出血　90
心囊ドレーン　71
心膜　74
ストッキネット　107
正中切開　36
石灰化　157
前回手術記録　27
選択的脳灌流　161
選択的脳分離循環　164
前負荷　206
早期抜管　195
送血カニューラ　39
送血管抜去　231
僧帽弁　142
僧帽弁位人工弁挿入法　147

僧帽弁展開　139
僧帽弁病変　148

た行
体温管理　31
体幹部 CT 検査　26
大心静脈　103
大動脈　155
大動脈解離　69
大動脈テーピング　44
大動脈弁　122, 126
脱血不良　50, 214
タバコ縫合　14
ダブルワイヤー固定法　49
単結紮　18
天井の法則　11
頭蓋骨　32
頭部 MRI 検査　25

な行
1/2 針　8
2 枚ガーゼ　105
脳保護　161

は行
3/8 針　8
針孔出血　69
皮下ドレーン　73
鼻腔培養検査　25
左肺静脈隔離術　187

フェルトサンドイッチ法　185
フローシール　48
フローメーター　220
吻合部視野出し　180
閉胸　82, 85, 241
ペーシングワイヤー　202
β ブロッカー　22
ヘパリン　54
弁下組織温存法　145
便潜血検査　26
補助循環　225
ポビドンヨード　33
ポンプオフ　56

ま行
マーキング　29, 104
マーキングペン　253
右肺静脈隔離術　186

ら行
リズム / 心拍数　206
連続縫合　18
連続縫合糸　170, 172

著者略歴

德永滋彦（とくなが・しげひこ）

- 1988 年　長崎大学医学部 卒業
- 1988 年　九州大学心臓外科 入局，その後，関連病院にて研修
- 1996 年　九州大学医学部大学院 医学博士号取得，ECFMG Certificate 取得
- 1997 年　米国ロサンゼルス Good Samaritan Hospital 心臓胸部外科フェロー
- 2000 年　米国クリーブランド Cleveland Clinic Foundation 心臓胸部外科フェロー
- 2002 年　九州大学大学院医学研究院循環器外科 助手，後に講師
- 2010 年　神奈川県立循環器呼吸器病センター心臓血管外科 部長
- 2016 年　JCHO 九州病院心臓血管外科 診療部長，現在に至る

西　宏之（にし・ひろゆき）

- 1995 年　大阪大学医学部卒業，第一外科入局．大阪警察病院，大阪市立総合医療センター，大阪大学を経て
- 2004 年　豪州メルボルン The Alfred Hospital 心臓胸部外科クリニカルフェロー
- 2006 年　豪州ブリスベン The Prince Charles Hospital 心臓胸部外科レジストラ
- 2007 年　兵庫医科大学心臓血管外科 助教
- 2010 年　独国ハノーファー Hannover Medical School 心臓胸部移植外科リサーチフェロー
- 2010 年　大阪大学大学院医学系研究科外科学講座心臓血管外科 学内講師
- 2014 年　大阪警察病院心臓血管外科 部長，現在に至る

阿部恒平（あべ・こうへい）

- 1995 年　日本大学医学部卒業，聖路加国際病院外科系研修医
- 1997 年　聖路加国際病院心臓血管外科 医員
- 2013 年　聖路加国際病院心臓血管外科 医長，現在に至る

臨床実戦 心臓血管外科の裏ワザ 77 ―患者の生死を分ける現場のテクニック

2019 年 2 月 25 日　発行	著　者　徳永滋彦，西　宏之，阿部恒平
	発行者　小立鉦彦
	発行所　株式会社 南 江 堂
	〒113-8410 東京都文京区本郷三丁目 42 番 6 号
	☎ (出版) 03-3811-7236 (営業) 03-3811-7239
	ホームページ https://www.nankodo.co.jp/
	印刷・製本　永和印刷
	装丁　Amazing Cloud Inc.

77 Tips for Cardiovascular Surgery
© Nankodo Co., Ltd., 2019

定価は表紙に表示してあります．
落丁・乱丁の場合はお取り替えいたします．
ご意見・お問い合わせはホームページまでお寄せください．

Printed and Bound in Japan
ISBN978-4-524-24646-5

本書の無断複写を禁じます．

JCOPY 〈出版者著作権管理機構 委託出版物〉

本書の無断複写は，著作権法上での例外を除き，禁じられています．複写される場合は，そのつど事前に，出版者著作権管理機構（TEL 03-5244-5088，FAX 03-5244-5089，e-mail: info@jcopy.or.jp）の許諾を得てください．

本書をスキャン，デジタルデータ化するなどの複製を無許諾で行う行為は，著作権法上での限られた例外（『私的使用のための複製』）などを除き禁じられています．大学，病院，企業などにおいて，内部的に業務上使用する目的で上記の行為を行うことは私的使用には該当せず違法です．また私的使用のためであっても，代行業者等の第三者に依頼して上記の行為を行うことは違法です．